AF401701

BIBLIOTHÈQUE

DE

THÉRAPEUTIQUE MÉDICALE
ET CHIRURGICALE

PUBLIÉE SOUS LA DIRECTION DE MM.

DUJARDIN-BEAUMETZ
Membre de l'Académie de Médecine
Médecin de l'Hôpital Cochin
etc.

O. TERRILLON
Professeur agrégé à la Faculté de
Médecine de Paris
Chirurgien de la Salpêtrière

PARTIE MÉDICALE

Art de formuler. 1 vol. 2e *édit.*, par Dujardin-Beaumetz.

Thérapeutique des maladies du cœur et de l'aorte. 1 vol., par E. Barié, médecin de l'hôpital Tenon. 2e *édit.*

Thérapeutique des maladies des organes respiratoires. 1 volume. par H. Barth, médecin de l'hôpital Broussais. 2e *édition*.

Thérapeutique de la tuberculose. 1 volume, par H. Barth, médecin de l'hôpital Broussais.

Thérapeutique des maladies de l'estomac. 1 volume 3e *édition*, par A. Mathieu, médecin des hôpitaux.

Thérapeutique des maladies de l'intestin, 1 volume, 2e *édition*, par A. Mathieu.

Thérapeutique des maladies du foie. 1 volume, par L. Galliard, médecin des hôpitaux.

Thérapeutique des maladies de la peau. 2 volumes, par G. Thibierge, médecin des hôpitaux.

Thérapeutique des maladies du rein. 2 volumes, par E. Gaucher, médecin de l'hôpital Saint-Antoine, agrégé à la Faculté, et E. Gallois, chef de clinique de la Faculté de Médecine.

Thérapeutique du rhumatisme et de la goutte. 1 volume, par W. OEttinger, médecin des hôpitaux.

Thérapeutique de la fièvre typhoïde. 1 vol., par P. Le Gendre, médecin des hôpitaux.

Thérapeutique des maladies vénériennes. 1 volume,
par F. BALZER, médecin de l'hôpital du Midi. 2ᵉ *édition*.

Thérapeutique du diabète. 1 volume, par L. DREYFUS-
BRISAC, médecin de l'hôpital Tenon.

Thérapeutique des névroses. 1 volume, par P. OULMONT,
médecin de l'hôpital Laënnec.

Thérapeutique infantile. 2 volumes, par A. JOSIAS, médecin de l'hôpital Trousseau.

Prophylaxie des maladies infectieuses. 2 volumes, par
A. CHANTEMESSE, médecin des hôpitaux, agrégé à la Faculté, et M. BESANÇON.

Thérapeutique des maladies infectieuses. 1 volume,
par A. CHANTEMESSE, médecin des hôpitaux, agrégé à
la Faculté, et M. BESANÇON.

Thérapeutique des maladies des fosses nasales,
des sinus et du pharynx nasal. 2 volumes, par
M. LERMOYEZ, médecin des hôpitaux.

Thérapeutique des maladies du pharynx et du
larynx. 1 volume, par M. LERMOYEZ.

Thérapeutique des maladies de l'oreille, par M. LER-
MOYEZ et M. BOULLAY. 1 vol.

PARTIE CHIRURGICALE

Asepsie et Antisepsie chirurgicales. 1 volume, par
O. TERRILLON ET H. CHAPUT, chirurgiens des hôpitaux.

Thérapeutique chirurgicale des maladies du crâne,
1 volume, par P. SEBILEAU, agrégé à la Faculté de Paris.

Thérapeutique chirurgicale des maladies du rachis.
1 volume, par P. SEBILEAU, agrégé à la Faculté de Paris.

Thérapeutique oculaire. 1 vol., par F. BRUN, agrégé à
la Faculté, chirurgien de Bicêtre, et X. MORAX.

Thérapeutique chirurgicale des maladies de la poi-
trine. 1 volume, par Ch. WALTHER, chirurgien des hôpitaux.

Thérapeutique chirurgicale des maladies de l'estomac et du foie. 1 volume, par H. CHAPUT, chirurgien
des hôpitaux.

Thérapeutique chirurgicale de l'intestin et du rec-

tum. 1 volume, par H. Chaput, chirurgien des hôpitaux.

**Thérapeutique chirurgicale de l'urètre et de la pros-
tate.** 1 volume, par J. Albarran, agrégé à la Faculté
de Paris.

Thérapeutique chirurgicale de la vessie et du rein.
1 volume, par J. Albarran, agrégé à la Faculté de Paris.

Thérapeutique obstétricale. 1 volume, par A. Auvard,
accoucheur des hôpitaux. 2e *édition*.

Thérapeutique gynécologique. 1 volume, par A. Auvard, accoucheur des hôpitaux.

**Thérapeutique chirurgicale des maladies des articu-
lations, muscles, tendons et synoviales tendi-
neuses.** 2 volumes avec 165 figures, par L. Picqué,
chirurgien des hôpitaux, et P. Mauclaire, ancien pro-
secteur de la Faculté.

Thérapeutique chirurgicale post-opératoire, par
E. Rochard, chirurgien de hôpitaux.

LA COLLECTION SERA COMPLÈTE EN 40 VOLUMES

Tous les volumes sont publiés dans le format in-18 jésus;
ils sont reliés en peau pleine et comportent chacun de 200 à 400 pages
avec figures.

Prix de chaque volume indistinctement : **4 fr.**
Tous les ouvrages se vendent séparément.

VOLUMES PARUS LE 1er AVRIL 1899 :

Dujardin-Beaumetz : Art de formuler. (2e édit.)

H. Barth : Organes respiratoires.
(2e édit.)

H. Barth : Tuberculose.

A. Mathieu : Estomac. (3e édit.)

A. Mathieu : Intestin. (2e édit.)

L. Dreyfus-Brisac : Diabète.

P. Oulmont : Névroses.

F. Barié : Cœur et Aorte.(2e édit.)

F. Balzer : Maladies vénériennes.
(2e édit.)

P. Le Gendre : Fièvre typhoïde.

E. Gaucher et P. Gallois : Rein.
2 vol.

G. Thibierge : Peau. 2 vol.

L. Galliard : Foie.

W. Œttinger : Rhumatisme et
Goutte.

M. Lermoyez : Fosses nasales,
Sinus et Pharynx nasal. 2 vol.

A. Josias : Thérapeutique infantile. 2 vol

Terrillon et Chaput : Asepsie et
Antisepsie chirurgicales.

A. Auvard : Thérapeutique obstétricale. (2e édit.)

A. Auvard : Thérapeutique gynécologique. 1 vol.

Chaput : Intestin, Rectum et Péritoine.

Picqué et Mauclaire : Articula-
tions, muscles, etc. 2 vol.

P. Sebileau : Crâne.

F. Brun et X. Morax : Thérapeutique oculaire.

ASEPSIE ET ANTISEPSIE

CHIRURGICALES

ASEPSIE ET ANTISEPSIE

CHIRURGICALES

PAR MM.

O. TERRILLON ET H. CHAPUT

2ᵐᵉ Édition revue et modifiée

PAR

M. H. CHAPUT

Chirurgien de l'hôpital Tenon

Avec 28 figures dans le texte

PARIS

OCTAVE DOIN, ÉDITEUR

8, PLACE DE L'ODÉON, 8

1899

PRÉFACE

DE LA PREMIÈRE ÉDITION

Le livre que nous soumettons au public est essentiellement personnel et pratique.

Nous nous sommes bornés à indiquer les méthodes et les procédés que nous employons depuis plusieurs années à la Salpêtrière, au lieu de nous perdre dans le dédale de ce qu'ont écrit les autres.

Le lecteur ne trouvera pas ici tous les procédés connus; mais, en revanche, nous lui indiquerons d'une manière détaillée et précise des procédés de désinfection et des précautions opératoires qui ont pour eux l'épreuve de l'expérience.

Nous avons eu la bonne fortune d'avoir comme collaborateurs des internes en pharmacie aussi zélés qu'instruits, auxquels nous sommes redevables des perfectionnements relatifs à l'antisepsie du matériel. Ce sont : MM. Dumouthiers, Chevreau, Dupoux, Grignon et Delaittre.

M. Grignon nous a rédigé spécialement les parties relatives à la stérilisation du matériel (éponges, soies, catguts, préparation des gazes, solutions, etc.).

O. Terrillon, H. Chaput.

Paris, le 1er mars 1893.

PRÉFACE

DE LA DEUXIÈME ÉDITION

J'ai conservé comme un pieux héritage le plan et l'esprit qui avaient présidé à la rédaction de la première édition tout imprégnée, comme on le sait, des doctrines de mon illustre collaborateur, maître et ami Terrillon que la mort impitoyable a enlevé trop tôt à la science et à ses amis.

Voici, brièvement résumées, les quelques modifications de détail qui caractérisent cette seconde édition.

J'ai définitivement renoncé à l'iodoforme à cause de ses propriétés irritantes et toxiques, et je l'ai remplacé par le dermatol, substance non irritante, non toxique et facilement stérilisable par la chaleur à 150°.

J'ai adopté le formol au 1/1000 comme antiseptique liquide en remplacement du sublimé, de l'acide phénique, etc...

J'ai continué les traditions de Terrillon pour

les méthodes de stérilisation, et j'emploie comme il nous l'a enseigné, l'autoclave pour les compresses et éponges de gaze, l'étuve Poupinel pour les instruments, l'ébullition pour les instruments et pour l'eau à stériliser; mais je crois, avec Terrier, l'ébullition insuffisante pour les compresses et tampons.

J'ai renoncé presque complètement aux éponges vraies et je n'emploie plus que les éponges de gaze stérilisée.

J'ai adopté avec enthousiasme le plan incliné de Trendelenburg.

Je n'utilise plus la soie comme matériel de ligatures, mais seulement pour les sutures intestinales et pour certaines sutures osseuses ou périostiques. Pour tous les autres cas, j'emploie le catgut soit simple, soit chromique.

Je fais habituellement les sutures cutanées au catgut simple; plus rarement aux crins lorsque l'infection par le pus est à craindre.

Je pratique l'anesthésie mixte; au début éther ou bromure d'éthyle, ensuite le chloroforme avec quelquefois retour à l'éther si le chloroforme est mal supporté.

Plus on avance dans la voie de la perfection et plus on élimine tous les antiseptiques qui sont caustiques, irritants ou toxiques. Le jour n'est pas loin où les antiseptiques seront relégués au rang des pratiques surannées et où l'on se contentera d'eau bouillie et de gaze stérilisée pour l'ensemble des opérations chirurgicales.

M. *Richert*, pharmacien de la ville, a bien voulu rédiger les chapitres relatifs à la stérilisation du matériel chirurgical.

Nous l'en remercions cordialement.

Dr H. CHAPUT.

Mars 1899.

PREMIÈRE PARTIE

GÉNÉRALITÉS SUR L'ANTISEPSIE

ASEPSIE ET ANTISEPSIE
CHIRURGICALES

CHAPITRE I

Considérations sur la doctrine antiseptique.

L'antisepsie dérive en droite ligne des immortelles découvertes de notre illustre Pasteur sur la nature des maladies virulentes ; ses travaux sur les fermentations, la génération spontanée, les maladies du vin, de la bière, la maladie des vers à soie, le charbon, la septicémie, le choléra des poules, le furoncle, la rage, ont fait comprendre à tous le rôle des infiniment petits et aux chirurgiens la nature des complications des plaies.

En même temps Pasteur nous indiquait le remède en montrant l'importance de la suppression des germes en filtrant l'air par la ouate, en tuant les microbes par les antiseptiques ou par la chaleur.

Les applications de ces doctrines à la chirurgie ont présenté plusieurs phases distinctes :

La première période est caractérisée par l'emploi du pansement ouaté (Guérin) et de l'acide phénique (Lemaire et Lister).

Guérin ne se préoccupait pas de l'infection opératoire : il se contentait de protéger la plaie contre les germes de l'air, conception fausse puisque nous savons aujourd'hui que l'air n'est pas l'agent habituel des complications infectieuses ; cependant, malgré l'interprétation erronée, Guérin obtenait de bons résultats parce qu'il se lavait les mains et nettoyait au savon et à l'alcool camphré le membre à amputer. D'autre part, ses pansements étaient rares et il n'inoculait pas ses opérés par des contacts répétés.

Lister faisait mieux encore en essayant de tuer les germes par l'acide phénique ; son erreur était de croire qu'un instrument, que les mains, que le champ opératoire étaient complètement désinfectés par le contact avec cet acide. Ce qu'il y avait de bien plus important dans la pratique de Lister, c'était la propreté rigoureuse des instruments, des mains et des pansements ; et l'on peut dire que, malgré l'acide phénique, l'antisepsie ne serait jamais sortie des limbes si la propreté ne l'avait aidée à faire son entrée dans le monde.

Nous devons à la vérité de dire qu'au début Guérin de même que Lister se garantissaient surtout contre les germes atmosphériques, tandis que, bien avant eux, dès 1863, Léon le Fort professait la doctrine du germe contage par les liquides et les solides (mains et instruments) par opposition aux germes de l'air.

Cette doctrine ne devait pas tarder à être admise par tous les chirurgiens, et nous pouvons dire que c'est de cette notion que dérivent les perfectionnements les plus importants de la méthode antiseptique.

Soutenue par Championnière qui fut à Paris le promoteur le plus ardent de la méthode de Lister et qui nous enseigna à tous les bonnes doctrines, préconisée par Trélat et Terrier en France, par Volkmann et Billroth en Allemagne, par Mac Cormack en Angleterre, la doctrine antiseptique prit un brillant essor que vinrent encore favoriser les applications à la chirurgie de l'iodoforme (Mosetig-Moorhof) et du sublimé (Tarnier, Schede, Bergmann).

Un dernier pas restait à franchir : jusqu'ici on se contentait de la désinfection par les agents chimiques ; mais celle-ci est forcément insuffisante, car les antiseptiques, ou bien ne mouillent pas les matières organiques ordinairement grasses, ou bien forment avec ces matières un précipité, une croûte protectrice peut-être stérile, tandis que le centre reste sûrement virulent.

Seule la désinfection par la chaleur pouvait donner pour les instruments, les fils et les drains, la sécurité absolue.

Pasteur depuis longtemps préconisait le flambage comme la méthode par excellence pour les instruments ; malheureusement ce procédé dure trop longtemps quand on a beaucoup d'instruments à stériliser.

L'eau bouillante préconisée par Nœgelé, par Rosenzweig, par Terrillon, présente de grands avantages par sa simplicité. Elle ne donne peut-être pas la sécurité absolue, puisque les spores et certains microbes résistent à 100°. En pratique, cependant, elle paraît donner des garanties suffisantes contre les germes pyogènes vulgaires.

La glycérine (Miquel) et l'huile (Tripier) ayant l'inconvénient de dégager des vapeurs désagréables à la température d'ébullition, il devenait nécessaire de les employer thermomètre en main, ou bien avec un régulateur compliqué. Aussi les chirurgiens acceptèrent-ils avec enthousiasme les étuves sèches construites par Durante, Corradi, Poupinel, pour la désinfection des instruments. Ces auteurs ont donc introduit un procédé à la fois sûr, simple et pratique ; de même Terrillon et Terrier, en employant des premiers l'autoclave pour la désinfection du matériel, ont réalisé l'idéal de la stérilisation des objets conservés dans les liquides.

Tandis que tous les efforts, en France, se tournaient vers l'absolu dans la stérilisation, une autre tendance se développait en Angleterre et en Amérique sous l'influence de Lawson Tait, de Thornton, de Granville Bantock, qui préconisaient l'absence des antiseptiques, s'en tenant à la propreté rigoureuse.

Nous avons adopté en France ce que cette doctrine avait de bon, et, depuis plusieurs années, Terrillon d'abord et Terrier ensuite ont formulé la doctrine : antisepsie avant l'opération, asepsie pendant. C'est dire qu'on réserve l'antisepsie pour la peau et les instruments, et qu'on évite soigneusement de mettre en contact avec les plaies les antiseptiques qui nécrosent et qui intoxiquent.

En résumé, l'histoire de l'antisepsie chirurgicale a présenté quatre périodes principales : la première, période chimique ; la seconde, période de la chaleur (étuves sèches et autoclave); la troisième, période aseptique ; la quatrième, antisepsie mixte, antisepsie avant, asepsie pendant.

En considérant les progrès accomplis depuis dix ans, nous pouvons être fiers de les rapporter à notre illustre Pasteur qui a été, à proprement parler, le père de l'antisepsie chirurgicale.

CHAPITRE II

Mécanisme habituel
des infections chirurgicales.

L'infection des opérés est très rarement antérieure
à l'intervention ; elle se produit le plus souvent pendant l'acte opératoire, quelquefois par les pansements consécutifs.

L'infection peut être antérieure
à l'opération.

Quand on opère des malades atteints de péritonite, de phlegmon, d'infection purulente, personne
ne songe à rendre le chirurgien responsable de la
mort ou de la continuation des accidents septiques.
Dans certains cas la question est épineuse, on peut
ouvrir une arthrite purulente et voir survenir quelques jours après une autre suppuration articulaire,
sous-cutanée, hépatique ; est-ce le chirurgien ou
l'infection purulente préexistante, quoique latente,
qui doivent être incriminés ?

Pareille chose peut arriver quand on incise un
furoncle, le malade pouvant faire des abcès à distance par le fait du transport des germes infectieux
par les vaisseaux. Autre exemple : dans un cas que
nous avons observé, il s'agissait d'une malade qui

paraissait atteinte d'un fibrome utérin ; la veille de l'opération, elle fut prise d'une poussée de péritonite suraiguë due à la rupture d'une poche salpingienne. Si l'on avait fait le curage l'avant-veille, on aurait pu croire à l'infection par l'opération. Dans un autre cas, nous constatâmes, au cours d'une hystérectomie abdominale, qu'un fibrome était sphacélé ; la péritonite n'était pas avérée avant l'incision abdominale, elle existait cependant d'une manière certaine, comme on le constata pendant l'opération ; elle continua d'ailleurs à évoluer, et la malade mourut quoique l'opération se fût passée très simplement.

Infection par l'opération.

99 fois sur 100, c'est pendant l'opération que l'infection a lieu. Elle se fait surtout par les instruments et par les mains du chirurgien, ou bien par les éponges, soies ou drains, ou enfin par le malade lui-même.

L'immersion des instruments dans les solutions antiseptiques ne donne pas une sécurité suffisante, car les matières organiques (sang, pus) ordinairement grasses ne se laissent pas imbiber par les liquides. On peut les faire bouillir à l'eau, mais cette stérilisation est insuffisante ; les meilleurs procédés, l'ébullition à la glycérine et l'étuve sèche, peuvent n'avoir pas été employés convenablement (température insuffisante ou durée trop courte de la stérilisation) ; de là la nécessité de confier la stérilisation instrumentale à un aide unique, intelligent, consciencieux et non surchargé de besogne.

Les vraies éponges peuvent avoir été mal désinfectées car on sait qu'elles contiennent, à l'état de nature, des organismes inférieurs dont la substance se putréfie après la mort de l'animal. La chaleur les rendant friables, on ne peut employer pour les stériliser que les moyens chimiques qui ne donnent pas une sécurité absolue; on a donc le droit de penser que les éponges sont parfois l'origine d'accidents septiques.

Les mains du chirurgien sont aussi un agent d'infection des plus actifs.

Les ongles avec leurs rainures sont de vraies cavernes à microbes et les travaux de Kümmer et Fürbringer ont montré combien il était difficile de les désinfecter.

Quand les mains ont touché des liquides septiques, elles ne sont plus stérilisables par aucun procédé pendant 48 heures.

Enfin le malade lui-même est un foyer d'infection des plus redoutables. Normalement, l'épiderme est imprégné de microbes, et il suffit que la peau de l'opéré ait été mal nettoyée pour que la piqûre de l'aiguille à suture entraîne quelques lambeaux épidermiques septiques, qui produisent un abcès.

Quand on opère sur l'abdomen, on risque de contaminer le péritoine avec le pus d'une salpingite, avec les matières intestinales, l'urine ou la bile plus ou moins infectées.

Les opérations sur la bouche s'infectent d'autant mieux que la salive contient normalement tous les germes pyogènes.

Le nez aussi est ordinairement peuplé de microbes.

Il n'est pas jusqu'aux méninges cérébrales qui ne se puissent inoculer par des germes provenant de la bouche, du nez, de l'oreille, du cuir chevelu, de la

face (fractures du crâne, opérations sur le crâne,
l'oreille ou les fosses nasales).

Infections post-opératoires.

Ces infections sont rares; cependant, si les pansements sont faits sans soins, avec des instruments
insuffisamment stérilisés, l'infection est à peu près
fatale, surtout s'il existe un drainage qui sert à
porter les germes au centre de la plaie.

Lorsqu'on laisse trop longtemps en place un drain
ou une mèche de gaze, les ligatures laissées dans la
plaie finissent par s'infecter et provoquent des accidents ordinairement bénins, quelquefois graves.

Les poches sanguines soudées à la peau de l'abdomen sont difficiles à maintenir aseptiques à cause
de la stagnation qui s'y fait. Elles s'infectent souvent
après l'opération par les germes qui vivent sous le
pansement, grâce à l'humidité qu'y déterminent les
sécrétions de la poche.

Pour éviter ces accidents, il faut établir une
contre-ouverture par le vagin, ou faire quatre ou
six fois par jour des lavages à l'eau bouillie dans les
poches.

CHAPITRE III

Généralités sur les méthodes de stérilisation.

L'antisepsie opératoire consiste à ne mettre en contact avec des surfaces cruentées que des objets absolument stériles : c'est dire que les mains du chirurgien, les instruments, les éponges, le matériel de ligature, les drains, tout, sans exception, doit être absolument pur de germes. Seul, l'air extérieur reste chargé de poussières et de microbes, car on n'est pas arrivé jusqu'ici à le stériliser d'une manière à la fois sûre et pratique; toutefois, on s'est aperçu à l'usage que l'air était peu dangereux, soit parce que les germes sont atténués par la lumière et l'oxygène, soit encore parce que le nombre de ceux qui tombent sur une plaie est très faible et que les phacocytes les dévorent facilement. Aussi tous les chirurgiens ont-ils abandonné le spray, et Lister, converti lui-même, déclarait en 1890, au congrès de Berlin, que les chirurgiens sont indépendants de l'atmosphère et peuvent la considérer comme une quantité négligeable.

La désinfection du matériel chirurgical est une chose complexe et délicate, car il faut non seulement stériliser, mais stériliser sans altérer la qualité des objets (résistance des soies, trempe des instruments, peau du malade); on devra donc, pour chaque objet, faire un choix judicieux entre les diverses méthodes de stérilisation.

Ces dernières sont au nombre de deux principales : la stérilisation par la chaleur et la stérilisation par les agents chimiques.

Seule, la stérilisation par la chaleur est absolue ; car seuls les objets portés à une température de 120 à 150° pendant une heure sont sûrement stériles ; mais on est obligé, dans plusieurs cas, de se rabattre sur la méthode chimique, ne serait-ce que pour les mains du chirurgien ou la peau du malade.

La stérilisation par la chaleur s'obtient par la chaleur sèche ou la chaleur humide.

Cette dernière s'emploie sous la forme de l'ébullition simple ou de la vapeur sous pression.

Nous avons montré plus haut l'insuffisance de l'ébullition de l'eau ; toutefois, en employant le benzoate de soude qui bout à 106°, on peut obtenir de très bons résultats de l'ébullition pour la désinfection des instruments.

L'autoclave de Chamberland permet de porter la vapeur d'eau à une température de 120 à 130° sous pression en vase clos, dans une véritable marmite de Papin. Cette stérilisation est bien préférable à l'ébullition et à l'étuve sèche, parce que la vapeur mouille et pénètre tout d'une manière parfaite et que la pression ajoute son action destructive à celle de la chaleur qui pénètre d'autant mieux dans les moindres fissures.

De plus, les étuves à pression fonctionnent avec beaucoup de précision, ce qui n'est pas le cas pour les étuves sèches. Ces dernières (études de Poupinel, de Chantemesse, etc.) sont constituées par des caisses entièrement métalliques qu'on chauffe à l'aide d'un brûleur à gaz; elles présentent de grandes différences dans la température de leurs parties inférieure et supérieure et de grandes variations selon la pression du gaz; aussi est-on obligé d'en porter la température à 200° pour être à l'abri des causes d'erreur. L'étuve sèche est le meilleur moyen de stériliser les instruments; ceux-ci ne sont pas altérés, et on les conserve indéfiniment stériles dans des boîtes métalliques faciles à transporter.

Elle sert encore à stériliser les compresses sèches, la ouate, les cuvettes et bocaux qui servent aux opérations.

La chaleur sèche n'est plus applicable aux caoutchoucs, ni à la soie qui conduit mal la chaleur, ni aux compresses humides; tous ces objets devront être stérilisés à l'autoclave.

Pour la peau du malade et les mains du chirurgien, on devra se contenter de la stérilisation par les agents chimiques; on emploiera l'éther, l'alcool qui dégraissent, le permanganate de potasse qui réduit les substances organiques et les microbicides puissants.

Pour les cuvettes et la verrerie (cristallisoirs, verres, œillères, bocaux, canules à injections), le plus simple est de les laver à l'eau régale, puis à l'eau bouillie qui enlève l'excès d'acide, et enfin de les porter à 150° dans l'étuve sèche.

Savoir choisir et manier les divers procédés de stérilisation constitue un art très complexe et très délicat; il est indispensable d'avoir dans chaque service de chirurgie un aide instruit et soigneux qui remplisse ce rôle difficile.

CHAPITRE IV

Les substances antiseptiques.

Voici, d'après Miquel (1), la valeur antiseptique relative des divers agents chimiques.

Les chiffres placés en regard indiquent la dose nécessaire pour empêcher la putréfaction d'un litre de bouillon de bœuf.

1° Substances extrêmement antiseptiques (2).

	grammes
Formol	0.016
Eau oxygénée	0.03
Sublimé	0.07
Nitrate d'argent	0.08

2° Substances très fortement antiseptiques.

Iode	0.25
Chlorure d'or	0.25
Chlorure de platine	0.30
Acide cyanhydrique	0.40
Brome	0.60
Sulfate de cuivre	0.90

3° Substances fortement antiseptiques.

Cyanure de potassium	1.20
Bichromate de potasse	1.20

(1) MIQUEL, *les Organismes vivants de l'atmosphère.* Thèse de Paris, 1883.

(2) A cette liste ajoutons le *formol* et l'*oxycyanure de mercure* dont nous parlerons plus loin.

	grammes
Gaz ammoniac............................	1.40
Chlorure d'aluminium	1.40
Chloroforme............................	1.50
Chlorure de zinc.......................	1.90
Acide thymique........................	2 »
Chlorure de plomb......................	2 »
Nitrate de cobalt	2.10
Sulfate de nickel.....................	2.50
Azotate d'urane.......................	2.80
A. phénique...........................	3.20
Permanganate de potasse................	3.50
Azotate de plomb......................	3.60
Alun.................................	4.50
Tanin................................	4.80

4° *Substances médiocrement antiseptiques.*

	grammes
Bromhydrate de quinine.................	5.50
Acide arsénieux.......................	6 »
Sulfate de strychnine.................	7 »
A. borique...........................	7.50
Arsénite de soude.....................	9 »
Hydrate de chloral....................	9.80
Salicylate de soude......	10 »
Sulfate de fer.......................	11 »
Soude caustique......................	18 »

5° *Substances faiblement antiseptiques.*

	grammes
Perchlorure de manganèse..............	25 »
Chlorure de chaux.....................	40 »
Borate de soude......................	70 »
Chlorhydrate de morphine..............	75 »
Chlorure de strontium.................	85 »
Chlorure de baryum...................	95 »
Alcool...............................	95 »

6° *Substances très faiblement antiseptiques.*

	grammes
Chlorure d'ammonium...................	115 »
Arséniate de potasse..................	125 »
Iodure de potassium..................	150 »
Sel marin	165 »
Glycérine...........................	225 »
Sulfate d'ammoniaque.................	250 »
Hyposulfite de soude.................	275 »

Usages et mode d'emploi des antiseptiques

ACIDE PHÉNIQUE

Contre-indications. — L'acide phénique est absolument contre-indiqué chez les enfants, les vieillards, les eczémateux, les malades dont les reins fonctionnent mal. On ne doit pas faire de lavages phéniqués dans les grandes séreuses ni dans les plaies profondes et anfractueuses qui absorbent facilement. Pour les plaies fraîches, quelques chirurgiens les lavent à l'eau phéniquée à 5 0/0, mais il vaut mieux s'en passer.

Accidents causés par l'acide phénique (1). — Les accidents cutanés locaux produits par l'acide phénique sont l'érythème et l'eczéma.

Les accidents généraux de l'intoxication phéniquée se présentent sous trois formes : forme légère, forme grave, forme chronique.

Dans tous les cas, on observe un symptôme constant et caractéristique, les *urines noires* (coloration produite par les dérivés de l'acide phénique).

1° *Dans la forme légère,* on observe simplement, avec les urines noires, de la céphalagie, de l'inappétence et des vomissements.

2° *Dans la forme grave,* on constate des symptômes digestifs, circulatoires, respiratoires et rénaux.

(1) Pour les accidents des antiseptiques, consulter la *Thèse de Brun.* Agrégation 1886.

Troubles digestifs : vomissements verts ou noirs d'odeur phéniquée, et diarrhée noirâtre et fétide.

Troubles circulatoires : pâleur de la face, sueurs abondantes, refroidissement des extrémités, perte de la sensibilité générale, suppression des réflexes, palpébral, pupillaire et des membres.

Le pouls est petit, filiforme, très fréquent. La température est abaissée, sauf parfois chez les enfants.

Troubles respiratoires : respiration courte, hésitante, laborieuse, entrecoupée de pauses.

Les *accidents rénaux* consistent en *urines noires*, albuminurie, mort fréquente, une fois sur deux.

3° *Forme chronique*, chez les enfants, urines noires, agitation ou somnolence.

Chez les adultes, urines noires, inappétence, nausées, vomissements, fièvre constante (38.5-39.5).

Le *traitement* de l'intoxication phéniquée consiste, avant tout, à supprimer l'acide phénique, sous toutes les formes (lavages, pulvérisations, gaze et ouate).

Sonnenburg conseille d'administrer à l'intérieur une solution de sulfate de soude à 5 0/0 qui facilite l'élimination de l'acide phénique.

Nous avons complètement renoncé à l'emploi de l'acide phénique à cause de ses nombreux inconvénients.

SUBLIMÉ

Contre-indications. — Son emploi est contre-indiqué pour le tube digestif (bouche, intestin, rectum), pour la cavité de l'utérus gravide ; chez les enfants, les vieillards et les malades atteints d'affection des reins.

Accidents. — Les *accidents locaux* produits par le

sublimé sont : la rougeur des bords de la plaie, l'érythème, l'eczéma, l'exanthème scarlatiniforme développés dans les régions en contact avec le sublimé.

Les accidents généraux se présentent sous trois formes : forme légère, forme gastro-intestinale apyrétique, forme cutanée fébrile.

1° Dans la *forme légère*, on observe seulement une stomatite et une diarrhée légères.

2° *Dans la forme gastro-intestinale apyrétique :* la *diarrhée* est douloureuse, tenace ; les selles sont aqueuses ou glaireuses ou verdâtres, parfois elles contiennent de la raclure de chair et sont d'odeur infecte ; d'autres fois elles sont striées de sang. Elles s'accompagnent de brûlures et de ténesme rectal. L'abdomen est tendu et douloureux.

La *stomatite* des formes graves se caractérise par la salivation, la gingivite avec liséré métallique, des ulcérations ou plaques gangréneuses des gencives, des joues, dans la langue.

Du côté des *reins* l'albuminurie est constante ; on trouve des cylindres hyalins et épithéliaux dans l'urine. Parfois celle-ci prend une coloration rouge spéciale.

L'urine est diminuée ou supprimée (oligurie ou anurie).

Les *symptômes généraux* sont la céphalalgie, l'insomnie avec agitation et léger délire.

Le pouls est actif, fréquent, irrégulier.

La face est pâle ; la température est normale ou abaissée.

3° *Forme cutanée fébrile.* — Elle est caractérisée par la stomatite, l'éruption et la fièvre.

L'éruption peut être localisée aux cuisses, au

scrotum, aux aines, à l'abdomen; elle consiste alors en un érythème avec fines vésicules s'accompagnant de démangeaisons et de cuisson.

Dans les cas plus graves, l'éruption est généralisée, la rougeur est plus intense et les vésicules plus larges se remplissent de pus.

Dans les cas très graves, la peau est d'un rouge pourpre avec tuméfaction considérable; les paupières ne peuvent plus s'ouvrir.

Les vésicules se transforment en larges bulles remplies de liquide infect. L'odeur du malade devient épouvantable.

Cette forme s'accompagne de fièvre intense avec prostration, délire, puis coma et mort. A l'autopsie, on trouve des ulcérations, des plaques de sphacèle ou des infiltrations diphtéritiques localisées surtout au gros intestin. L'intestin grêle a sa muqueuse enflammée et ecchymosée.

Les reins présentent des lésions de néphrite parenchymateuse, et l'on trouve dans les tubes droits des masses amorphes de sulfate de chaux.

Le traitement consiste d'abord dans la suppression des préparations mercurielles; on prescrira les gargarismes au chlorate de potasse répétés toutes les demi-heures, on donnera du lait et on fera des injections sous-cutanées de pilocarpine.

On fera de grandes irrigations à l'eau bouillie avec une grande canule pour désinfecter le gros intestin.

Nous avons complètement renoncé au sublimé à cause de son action irritante et toxique.

OXYCYANURE DE MERCURE

Dans un remarquable travail, MM. Monod et Macaigne ont établi la valeur antiseptique de l'oxycyanure à 5 p. 1000. — Cet antiseptique serait, à cette dose, plus énergique que le sublimé à 1 p. 1000, et il aurait en outre l'avantage de ne pas altérer les mains, de ne pas noircir les ongles, de ne pas attaquer les instruments.

Nous n'avons pas adopté cet antiseptique auquel nous avons trouvé l'inconvénient d'être dangereux à cette dose élevée de 5 p. 1000; d'être douloureux pour les pansements humides; de noircir les ongles et de provoquer les ulcérations sous-unguéales. Enfin l'oxycyanure attaque certains métaux, surtout quand on place dans un même plateau des instruments différents (or, acier, nickel, aluminium); il se développe alors des courants électriques qui décomposent l'oxycyanure.

FORMOL

Le formol du commerce est une dissolution d'aldéhyde formique (CH^2O) dans l'eau à 40 0/0.

C'est un liquide incolore qui dégage à la température des vapeurs irritantes exhalant une odeur d'acide formique.

La valeur antiseptique du formol a été établi par Trillat, par Berlioz de Grenoble, par Valude et Dubief.

Il suffit d'ajouter 16 milligrammes d'aldéhyde formique à un litre de bouillon pour le rendre imputrescible et empêcher que les microbes ne s'y développent.

L'aldéhyde formique ne coagule pas l'albumine et il n'est pour ainsi dire pas toxique.

Il est inférieur au sublimé comme microbicide, mais il lui est très supérieur comme agent aseptique, car s'il faut deux fois plus d'aldéhyde formique que de sublimé pour tuer les microbes, il en faut deux fois moins pour empêcher les microbes de pulluler.

L'aldéhyde formique peut s'employer à 1/100 comme antiseptique, soit pour la désinfection d'une plaie septique ou pour la stérilisation des instruments qu'il n'attaque nullement.

On emploie aussi le formol pour la stérilisation des sondes. Il suffit de verser au fond d'un tube quelques grammes de formol sur de la ouate hydrophile, on recouvre cette ouate d'un tampon de ouate ordinaire, et on place les sondes sur cette ouate ; il suffit de 24 heures d'exposition des sondes aux vapeurs formiques, à la température ordinaire, pour obtenir une stérilisation parfaite.

On a recommandé récemment dans le même but et de la même façon le trioxyméthylène granulé qui dégage à la température ordinaire des vapeurs d'aldéhyle formique.

J'emploie dans mon service le formol au 1/1000 comme l'antiseptique liquide universel ; pour la désinfection des mains, du champ opératoire, des compresses, du vagin, des instruments, cet antiseptique ne présente aucun inconvénient, il est d'une puissance antiseptique considérable : c'est, à mon avis, le roi des antiseptiques.

PERMANGANATE DE POTASSE

Le permanganate de potasse est un excellent antiseptique non caustique, non toxique, soluble en toutes proportions ; son emploi est facile et son prix de revient modéré.

Il agit sur les matières organiques et les graisses en les oxydant ; il tue les microbes en dégageant de l'oxygène, et non pas à la façon d'un toxique comme les autres antiseptiques ; c'est pour cette raison qu'il est parfaitement toléré par l'organisme.

Nous employons le permanganate en solution forte à 1 0/0 pour les plaies infectées et pour la toilette des mains. Pour décolorer les mains après l'emploi du permanganate, on les plonge dans une solution de bisulfite de soude à 10 0/0 légèrement acidulée d'acide chlorhydrique.

La solution au 1/1000 est employée pour l'antisepsie du vagin, du rectum, de la bouche et des fosses nasales.

ANTISEPTIQUES FORTS NON TOXIQUES

Teinture d'iode. Chlorure de zinc. Permanganate de potasse. — Pour les plaies infectées nous employons les antiseptiques suivants qui sont caustiques, mais non toxiques ; ce sont la teinture d'iode pure, le chlorure de zinc au 1/10 et le permanganate de potasse au 1/10. Nous employons constamment la série de ces trois antiseptiques pour les plaies infectées.

CRAYONS DE CHLORURE DE ZINC

Pour la préparation des crayons de chlorure de zinc au 1/2, nous suivons la formule de la pâte de Canquoin donnée au Codex, avec cette différence toutefois que nous remplaçons l'eau par de la glycé-rine. Voici la formule ainsi modifiée :

	grammes
Chlorure de zinc	32
Oxyde de zinc.......................	8
Farine de froment séchée à 100°..........	24
Glycérine...........................	Q. S.

Faire dissoudre à froid le ZnCl dans Q. S. de glycérine (il en faut environ 6 grammes), ajouter l'oxyde de zinc et la farine mélangés préalablement et faire au mortier une masse de consistance pilulaire. On la roule et on la divise ensuite en cylindres de dimensions convenables. Ces crayons sont ensuite portés à l'étuve et desséchés suffisamment en élevant la température jusqu'à 100°. On les enferme ensuite dans un tube de verre que l'on bouche soigneusement. Les crayons conservent ainsi leur forme et leur souplesse sans se détériorer.

On prépare aussi des crayons de chlorure de zinc au 1/10 en employant seulement pour 24 grammes de farine de froment, 2.75 de chlorure de zinc, 0.75 d'oxyde de zinc. Opérer comme ci-dessus.

ANTISEPTIQUES FAIBLES ET NON TOXIQUES

On peut employer comme antiseptiques faibles et non toxiques :

1° Le *naphtol* en solution à 30 centig. pour 100 ;

2° *L'acide borique* à 30 pour 1000.

L'acide borique est un mauvais agent ; il est très peu antiseptique et donne une fausse sécurité, car, à l'inverse de l'eau bouillie, on conserve les solutions boriquées pendant des semaines sans prendre garde qu'elles se peuplent de champignons.

3° Le *chloral* à 1 pour 100 pour l'antisepsie buccale.

Mais à tous ces liquides nous préférons les trois suivants : le *permanganate* à 1/1000, le *coaltar saponiné* et l'*eau bouillie*.

Quand nous avons des lavages à faire dans une cavité non infectée, nous préférons en principe l'eau bouillie et filtrée au Chamberland. — Il serait préférable d'employer une solution salée à 5 pour 1000 qui altère moins les cellules et de l'autoclaver.

Quand il y a infection dans une cavité (suppuration, sphacèle, septicémie), nous employons le permanganate au 1/1000 en grands lavages.

Le coaltar saponiné à la dose d'une cuillerée à bouche pour un litre d'eau chaude réussit merveilleusement contre la vaginite blennorragique : c'est le seul cas dans lequel nous l'employions.

NITRATE D'ARGENT

Le nitrate d'argent est un antiseptique très énergique, d'après Miquel.

Il donne d'excellents résultats contre certaines conjonctivites (solution à 1/100), contre la cystite (solutions à 1/1000, 1/500 1/200 à 1/50) et contre les blennorragies sans gonocoques (Janet).

Albarran l'a employé pour la stérilisation des seringues, malheureusement la graisse empêche l'action de l'antiseptique de s'exercer.

SÉRUM ARTIFICIEL

En cas d'hémorragie grave, nous injectons d'abord sous la peau des cuisses, puis dans la saphène ou les veines du coude, le sérum artificiel formulé par Hayem :

	grammes
Eau	1.000
NaCl	5
Sulfate de soude	10

La solution est autoclavée. On l'injecte avec une seringue aseptique bouillie dans la glycérine, 100 gr. à chaque cuisse, puis 1.000 à 1.500 gr. dans les veines.

IODOFORME

Contre-indications de l'iodoforme. — L'iodoforme est contre-indiqué chez l'enfant, chez les vieillards, les malades atteints d'affections rénales; on évitera de verser quelques centigrammes d'iodoforme en poudre dans les grandes cavités; on évitera aussi le tamponnement de grandes quantités de gaze iodoformée.

Accidents iodoformiques. — Localement l'iodoforme provoque des poussées d'érythèmes ou d'eczémas.

Les accidents généraux se présentent sous la forme légère ou grave.

Dans la *forme légère*, on constate des troubles gastriques. des accidents nerveux et parfois des éruptions.

Les troubles gastriques consistent en inappétence et dégoûts des aliments avec un goût persistant d'iodoforme dans la bouche. Cette odeur augmente quand les malades se servent de cuillers d'argent. Poncet, de Lyon, a signalé le signe de l'argent : si on touche une cuiller d'argent avec la salive du malade et si on la frotte ensuite avec un linge, on développe une odeur alliacée spéciale produite par l'action de l'iodoforme sur l'argent.

Les troubles nerveux sont l'insomnie avec agitation, et le délire nocturne assez tranquille.

Le jour le malade est assez calme.

On constate parfois des éruptions rubéoliformes ou scarlatiniformes.

La température reste normale le plus souvent, tandis que le pouls monte à 120 ou à 140.

Cette discordance entre le pouls et la température est un des meilleurs symptômes de l'empoisonnement par l'iodoforme, quelquefois cependant la température monte de 39 ou 40° (Schede).

Dans la *forme grave*, le délire nocturne est violent; pendant le jour, il persiste, mais moins bruyant.

On a constaté, dans les formes graves, de l'albuminurie avec des cylindres épithéliaux dans l'urine. Tous les symptômes de la forme légère se retrouvent ici encore plus accentués.

Kœnig a décrit une *forme comateuse*, et chez les enfants une *forme méningitique* dans laquelle les symptômes sont identiques à ceux de la méningite tuberculeuse, sauf que la température reste normale.

On trouve à l'autopsie la dégénérescence du foie,

du cœur, des reins et des noyaux de broncho-pneumonie.

Le *traitement* de l'intoxication iodoformique consiste d'abord à supprimer l'iodoforme. *Behring* a démontré l'efficacité des sels alcalins; à quatre lapins il administre de l'iodoforme avec un sel alcalin, ils guérissent; quatre autres témoins absorbent de l'iodoforme seulement et en meurent.

L'auteur conseille l'absorption de bicarbonate de potasse ou de soude en solution à 5 ou 10 0/0.

J'ai renoncé définitivement à l'iodoforme pour les pansements post-opératoires à cause de son action irritante et tonique; j'en limite l'emploi à certaines plaies atoniques, et je me sers des crayons à l'iodoforme pour certains trajets fistuleux.

Crayons à l'iodoforme.

Nous suivons exactement la formule du Codex, c'est-à-dire :

	grammes
Iodoforme pulvérisé......................	10 »
Gomme pulvérisée......................	0.50
Eau distillée) Glycérine...) àà PE (le moins possible)	

On mélange l'iodoforme et la gomme. On fait, à l'aide de l'eau et de la glycérine, une masse de consistance pilulaire que l'on roule et que l'on divise en cylindres de dimensions convenables.

Opérer dans un mortier flambé à l'alcool. Pour les conserver on enferme également ces crayons dans un tube bouché.

DERMATOL

J'emploie exclusivement le dermatol pour tous mes pansements post-opératoires.

J'en saupoudre les plaies ouvertes ou fermées, ou la cavité vaginale, et j'applique par-dessus de la gaze aseptique.

Pour drainer le péritoine, je me sers de languettes de gaze aseptique, que je saupoudre de dermatol au moment de m'en servir.

Le dermatol est un sous-gallate de bismuth (Cy HyOy Bi). C'est une poudre jaune inodore, insoluble, dont les qualités ont été surtout mises en relief par le professeur Julliard.

Le dermatol présente les avantages suivants au point de vue antiseptique :

Il possède un pouvoir antiseptique réel, mais un peu inférieur à l'iodoforme.

Par contre, il présente sur ce dernier l'avantage inestimable d'être stérilisable par la chaleur sèche ou humide à 120°.

Il est hémostatique, désodorant, nullement irritant et pas du tout tonique.

C'est un excellent produit dont je n'ai eu qu'à me louer.

CHAPITRE V

De la désinfection des mains du chirurgien.

Dans un remarquable travail, Fürbringer (1) a démontré l'importance de certaines conditions pour la stérilisation des mains.

Après s'être désinfecté des mains, Fürbringer inoculait des milieux de culture et faisait ensuite la numération des bactéries ou des colonies qui s'étaient développées.

Il a fait ainsi des expériences comparatives de désinfection des mains avec des ongles longs et courts, — avec des ongles curés soigneusement ou non curés, — avec de l'eau chaude ou tiède, — avec ou sans savon, — avec des ongles brossés ou non brossés, — avec ou sans emploi de l'alcool, — avec l'acide phénique ou le sublimé, et il est arrivé à démontrer qu'il était indispensable d'avoir les ongles courts, de les curer soigneusement avec un cure-ongles, — d'employer de l'eau très chaude et du savon, — de brosser soigneusement les mains et les ongles, — de laver les mains à l'alcool, — et

(1) Fürbringer. Untersuchungen und Vorschriften über die desinfection der Haende der Aerzte nebst Bemerkungen uber den bacteriologisten Charakter der Nagelschmützes. Wiesbaden, 1887.

pour terminer, de les immerger dans l'acide phénique à 2 0/0 ou dans le sublimé à 2 0/00.

L'emploi de l'alcool est indispensable pour dissoudre les graisses qui empêchent l'action des antiseptiques. — En effet, lorsqu'on projette dans l'eau quelques fragments obtenus par curage des ongles, on les voit surnager à cause de la graisse qu'ils contiennent ; si on les projette dans l'alcool, ils tombent au fond, la graisse étant aussitôt complètement dissoute.

Fürbringer conseillait la technique suivante pour la désinfection des mains :

1° Curage des ongles à sec ;

2° Brossage des mains à l'eau chaude et au savon pendant une minute ;

3° Lavage pendant une minute à l'alcool à 80° ;

4° Brossage pendant une minute dans une solution phéniquée à 2 0/0 ou sublimée à 2 0/00.

Nous avons adopté les principes généraux posés par Fürbringer, mais nous avons notablement modifié sa technique.

Désinfection des mains.

Axiome. — **Le chirurgien qui opère doit n'avoir pas touché de matières septiques (pus, autopsie), depuis 48 heures au moins.**

Les expériences de Terrillon sont très démonstratives à cet égard.

Lorsque, après désinfection très sérieuse des mains, il ensemençait avec ses doigts des tubes de culture, ceux-ci cultivaient toujours lorsque les mains avaient touché du pus le jour même ou la veille ; ce n'est qu'au bout de 48 heures que les mains étaient redevenues stérilisables.

Pour la désinfection des mains, on a besoin des objets suivants qui doivent tous être absolument stériles ; ce sont : la brosse à ongles, le savon, l'eau, la cuvette, la lime à ongles et la serviette.

1° *Les brosses à ongles* au nombre de trois (deux pour le chirurgien et son aide, une pour le champ opératoire). Elles sont enfermées dans de larges éprouvettes fermées à la ouate et passées chaque jour à l'autoclave à 120° pendant 20 minutes. Terrillon recommande l'emploi des brosses qui portent sur les côtes des crins très rigides qui pénètrent mieux sous les ongles.

2° *Savon.*

Nous employons le savon noir presque liquide.

On l'autoclave tous les jours dans un cristallisoir bouché par une lame de verre.

Pour ne pas infecter le savon avec les doigts, on puise dans le cristallisoir avec une compresse stérilisée sur laquelle on prend la quantité nécessaire.

3° *Eau chaude.*

L'eau pour les mains est d'abord filtrée au filtre Chamberland, puis bouillie dans de grandes chaudières en fonte émaillée pendant deux heures environ.

4° *Cuvettes et pots à eau.*

Nous utilisons la cuvette et le pot à eau classiques pour le lavage des mains, de préférence aux appareils coûteux, compliqués et difficiles à tenir propres que l'on voit dans la plupart des salles d'opérations.

En effet, les robinets sur lesquels on met la main peuvent être souillés à la fin d'une opération par les doigts qui viennent de toucher du pus, et rester infectés pour une période indéfinie; d'autre part les tuyaux peuvent s'engorger et l'appareil ne fonctionne plus; enfin les cuvettes fixes ne sont guère stérilisables ni même faciles à nettoyer macroscopiquement; aussi préférons-nous deux cuvettes et deux pots à eau pour le chirurgien et son aide direct; ces récipients sont faciles à tenir propres, et on les stérilise avant l'opération dans l'étuve de Poupinel.

5° *Cure-ongles.*

Nous employons des cure-ongles lisses, qui sont flambés avant chaque opération.

Technique de la désinfection des mains.

La désinfection des mains doit s'exécuter de la manière suivante et dans l'ordre indiqué :

1° Curage des ongles à sec.

2° Lavage au savon, à la brosse et à l'eau bouillie chaude pendant plusieurs minutes;

3° Second nettoyage des ongles. Ce curage des mains encore humides est beaucoup plus parfait que le curage à sec.

4° Nouveau lavage à la brosse et au savon ;

5° Troisième curage des ongles ;

6° *Stérilisation chimique.*

a) Les mains sont lavées dans une solution de **permanganate de potasse à 1 O/O.**

Le permanganate possède un pouvoir considérable de réduction des matières organiques qu'il oxyde et désinfecte parfaitement; d'autre part, il n'est nullement caustique, et, bien loin d'abîmer les mains, il les adoucit et les blanchit; c'est donc l'antiseptique idéal pour les mains.

b) Lavage des mains dans une solution de **bisulfite de soude à 10 0/0** acidulée, pour décolorer le permanganate.

c) Immersion et brossage dans l'**alcool**, ou dans le **sublimé** à 2 0/00.

d) **Lavage au formol** à 1 p. 100.

Notre pratique se résume en deux mots : Deux lavages des mains intercalés entre trois curages des ongles, puis stérilisation au permanganate, bisulfite, alcool et formol.

La technique que nous venons de décrire n'altère nullement les mains, au contraire elle les rend blanches, lisses, souples et douces.

Lorsqu'on est obligé d'opérer après avoir pratiqué un toucher vaginal, la vaseline imprègne la peau et gêne le lavage et la stérilisation ; on se débarrassera de cette graisse en passant les mains à l'éther et à l'alcool avant de commencer le lavage des mains.

Récemment les chirurgiens allemands (Zoege, Manteuffel, Mikulicz, Wölfler, Döderlein) ont recommandé d'employer des gants de fil, de peau ou de caoutchouc pour protéger la plaie opératoire contre les germes apportés par la main du chirurgien. Ces auteurs prétendent qu'il est impossible de stériliser les mains. Malheureusement, les recherches de quelques bactériologistes semblent avoir prouvé que les gants même les plus imperméables en apparence se laissent traverser par les microbes des mains.

Les gants étant gênants et ne donnant qu'une sécurité relative, il est préférable de s'abstenir de mettre les mains en contact avec des produits septiques. Le chirurgien devra donc faire inciser et panser les maladies septiques par un personnel spécial qui ne prendra jamais part aux opérations aseptiques.

CHAPITRE VI

Antisepsie du champ opératoire.

Nous passerons successivement en revue la désinfection de la *peau*, du *vagin* et de l'*utérus*, des *voies urinaires*, du *tube digestif* (bouche, estomac, intestin grêle, gros intestin, rectum), des *yeux*, *oreilles* et *nez*.

I. — Antisepsie de la peau.

A. — Peau saine.

Désinfection de la peau de l'abdomen avant la laparotomie. — La veille de l'opération, la malade prend un grand bain savonneux d'une demi-heure. On lui fait ensuite la toilette du ventre, qui consiste à raser les poils du pubis et de la ligne blanche, à savonner et brosser avec soin tout le ventre en fouillant profondément les anfractuosités de la cicatrice ombilicale.

On applique alors un pansement humide composé de compresses de gaze imbibée de formol au 1/1000 et recouvertes de taffetas gommé et d'un bandage de corps.

Au moment de l'opération, on refait à nouveau la toilette du champ opératoire. Avec des mains désinfectées, on savonne et brosse avec soin tout l'abdomen avec une brosse autoclavée, du savon stérilisé et de l'eau bouillie. On enlève le savon avec un courant d'eau, puis on sèche la peau avec une compresse stérilisée, afin de la mieux disposer à la désinfection chimique. On verse alors sur la peau du ventre :

1° *De l'éther*. En même temps on frictionne vigoureusement la peau avec une compresse stérilisée.

2° *De l'alcool*, nouvelle friction. L'éther et l'alcool sont destinés à enlever les matières grasses; ces substances ont d'ailleurs par elles-mêmes des propriétés antiseptiques.

3° *Du formol* à 1/1000. On dispose alors autour du champ opératoire des compresses stérilisées et l'opération commence.

B. — Peau Infectée.

S'il s'agit d'une surface sphacélée ou ulcérée (tumeur du sein), il est bon d'en faire le raclage à la curette quelques jours d'avance et d'appliquer localement de la teinture d'iode et un pansement au dermatol.

S'il existe une fistule qui donne du pus, on la grattera, on y injectera de la teinture d'iode, on y introduira des crayons de dermatol qu'on laissera à demeure ou des crayons au chlorure de zinc au 1/10 ou à parties égales.

II. — Antisepsie vagino-utérine.

A. — Désinfection du vagin.

La veille de l'opération on rase, brosse et savonne la vulve.

On savonne le vagin avec des tampons de ouate (1) hydrophile imprégnés de savon et montés sur pinces; on fait ensuite un lavage au sublimé, puis un bourrage du vagin à la gaze iodoformée.

Le jour de l'opération le chirurgien fait lui-même le savonnage et le brossage de la vulve au sublimé et frotte le vagin avec une compresse aseptique imbibée de sublimé. Enfin injection vaginale au sublimé.

On dispose alors deux compresses stérilisées de chaque côté de la vulve et l'on commence l'opération.

Injections vaginales. — L'appareil qui nous sert aux injections vaginales est le laveur de Tarnier (fig. 1), qui se compose d'un cadre en fil de fer soutenant un cylindre de verre auquel est adapté un tuyau de caoutchouc.

Nous avons deux injecteurs dans la salle d'opération, un pour les opérations proprement dites, l'autre pour les pansements.

D'autres laveurs servent dans les salles pour les injections journalières.

Pour éviter l'infection par les canules, nous avons à la salle d'opération un jeu de 6 canules articulées semblable au modèle ci-contre (fig. 2).

(1) Quand la malade n'est pas endormie, je préfère le savonnage au tampon à l'emploi de la brosse, qui est très désagréable.

Chaque fois qu'une canule a servi, on la fait bouillir pendant 1/4 d'heure dans la glycérine à 130°,

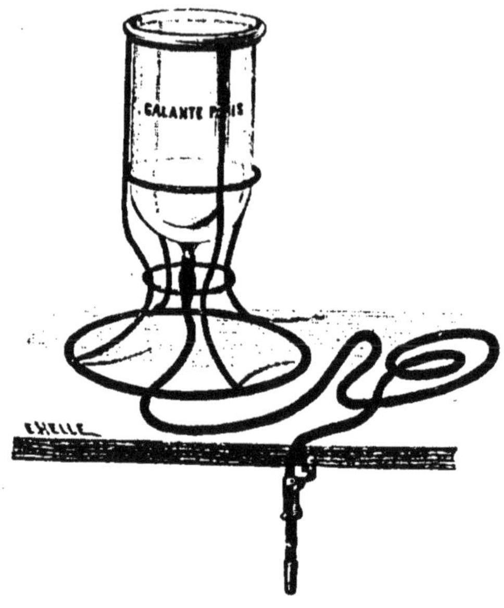

Fig. 1. — Laveur de Tarnier.

puis on la place avec les canules propres dans un cristallisoir rempli de sublimé.

Fig. 2. — Canule articulée.

B. — Désinfection de l'utérus.

La désinfection de la cavité utérine comprend comme précautions préalables toutes celles de l'antisepsie vaginale.

La désinfection utérine proprement dite se fait de différentes manières selon les cas.

On peut antiseptiser l'utérus en y injectant tou$_t$

simplement quelques gouttes de teinture d'iode avec la seringue de Braun. Ce traitement suffit à guérir les métrites légères.

S'il s'agit d'un curage utérin, on commence par dilater l'utérus en y introduisant successivement et à deux jours de distance, deux laminaires aussi grosses que possible.

Ces laminaires sont simplement stérilisées par simple immersion dans l'éther iodoformé à 10 % qui les pénètre et les antiseptise admirablement. Après le curage on badigeonne la cavité avec de la teinture d'iode et du chlorure de zinc au 1/10, puis on bourre à l'iodoforme.

Lorsqu'on doit faire une hystérectomie abdominale, nous recommandons d'introduire le plus haut possible dans la matrice une sonde stérilisée en gomme noire par laquelle on injectera quelques grammes de teinture d'iode.

Si l'on veut désinfecter un utérus cancéreux avant l'hystérectomie vaginale, on doit, la veille, amputer les parties exubérantes fongueuses et friables du col, pour éviter l'inoculation cancéreuse ou septique de la plaie opératoire ; pour désinfecter la cavité utérine, le procédé le plus simple consiste à introduire la veille un crayon de pâte de Canquoin ; de cette manière les liquides utérins ne risquent pas d'inoculer le champ opératoire.

III. — Antisepsie des voies urinaires.

Désinfection des sondes.

Nous employons trois sortes de sondes pour lesquelles le procédé de désinfection est différent ; ce sont les sondes métalliques, les sondes en gomme rouge et les sondes en gomme noire.

Sondes métalliques. — Les sondes d'argent sont très faciles à stériliser par flambage à la lampe à alcool; mais ce procédé, parfait pour le personnel médical, n'est pas employé, ou mal exécuté par les infirmières à cause de leur paresse et de leur manque de précautions.

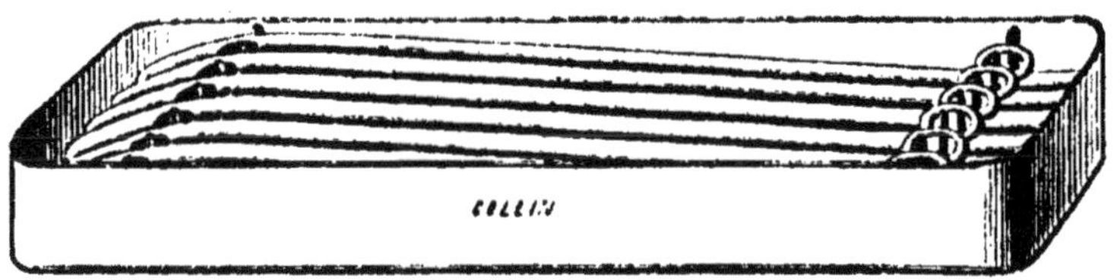

Fig. 3. — Boîte métallique pour stériliser les sondes des femmes.

Pour assurer l'asepsie du cathétérisme, nous avons fait construire des boîtes de métal à couvercle mobile dans lesquelles les sondes sont rangées par 6 sur chevalets, comme des bistouris (fig. 3). Le tout est porté à l'étuve à 200 degrés pendant une heure.

Au moment du cathétérisme on ouvre la boîte, on y prend une sonde avec une pince, et on l'immerge dans le formol à 1/1000. Si l'infirmière fait la faute de saisir la sonde avec les doigts, cela n'a pas grand inconvénient, car elle ne pourra la prendre que par le pavillon, qui peut sans inconvénients n'être pas aseptique, si le reste de la sonde est propre.

La sonde qui a servi est lavée à l'eau, essuyée et mise de côté pour une nouvelle stérilisation que l'on ne fera que quand on aura six sondes à stériliser.

Sondes en gomme rouge. — Les sondes en

gomme rouge peuvent être stérilisées par ébullition dans l'eau ; on peut ensuite les conserver dans un tube de verre stérilisé à l'acide nitrique et à l'étuve. Ce tube est rempli de formol à 1/1000 et fermé avec un bouchon en caoutchouc stérilisé également.

Il est beaucoup plus simple et plus rapide de stériliser les sondes à l'autoclave à 120° pendant 20 minutes dans des tubes de verre sans addition de liquide antiseptique.

C'est ainsi que nous stérilisons les sondes en caoutchouc rouge de Nélaton dont nous nous servons pour la ligature élastique de l'hystérectomie vaginale.

On trouvera des renseignements complémentaires à propos de la stérilisation des drains et sondes.

Sondes en gomme noire. — On a préconisé toute une série de procédés pour la stérilisation de ces sondes.

1° *Immersion dans les liquides antiseptiques.* — Ce procédé est mauvais, car le liquide ne pénètre pas dans les petites sondes, il ne mouille pas les parties grasses et, à la longue, les sondes s'écaillent dans le liquide.

2° *L'ébullition à l'eau* ne stérilise pas sûrement. En outre, si l'on veut conserver les sondes quelques jours, on ne peut le faire dans le liquide qui les écaille, ni dans un tube à sec stérilisé, car il faudrait d'abord sécher les sondes en les essuyant, ce qui serait peu pratique.

3° *La désinfection à l'acide sulfureux. Procédé du Pr Guyon.* — Ce procédé présente l'inconvénient d'exiger un appareil spécial (fig. 4 et 5) coûteux, et de dégager des vapeurs oxydantes et désagréables.

Ajoutons que la désinfection chimique est loin d'être aussi sûre que la stérilisation par la chaleur.

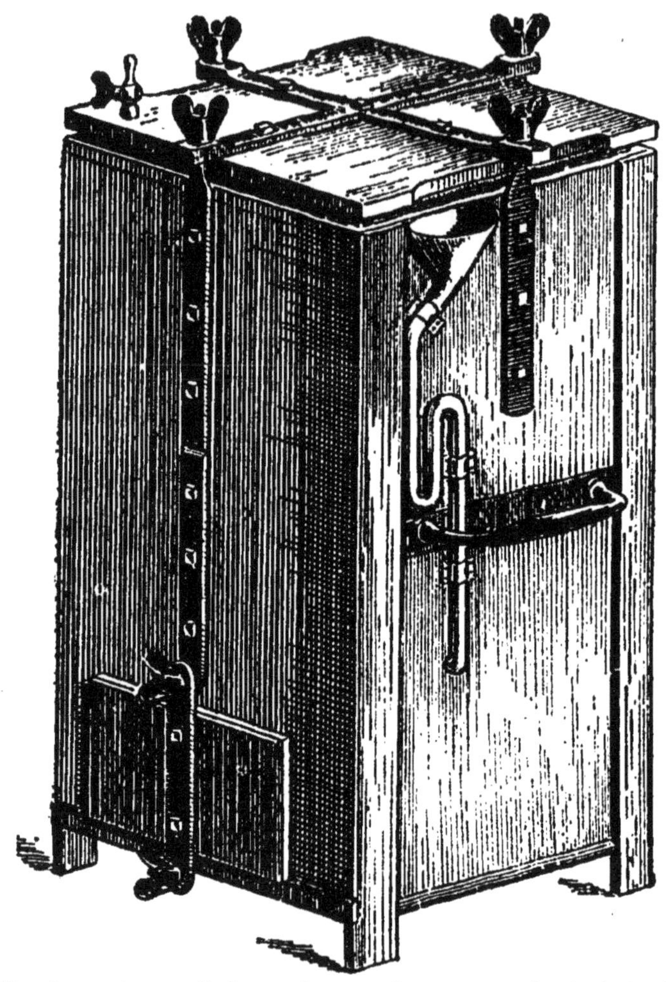

Fig. 4. — Appareil du professeur Guyon pour la désinfection des sondes par l'acide sulfureux.

4° *L'autoclave* est admissible à la condition qu'on stérilise les sondes placées à sec dans un tube fermé à la ouate, mais il ramollit les sondes davantage que l'étuve sèche.

5° *L'étuve sèche* est le procédé de choix. *Delagénière* a conseillé de porter les sondes à 160° à l'étuve sèche

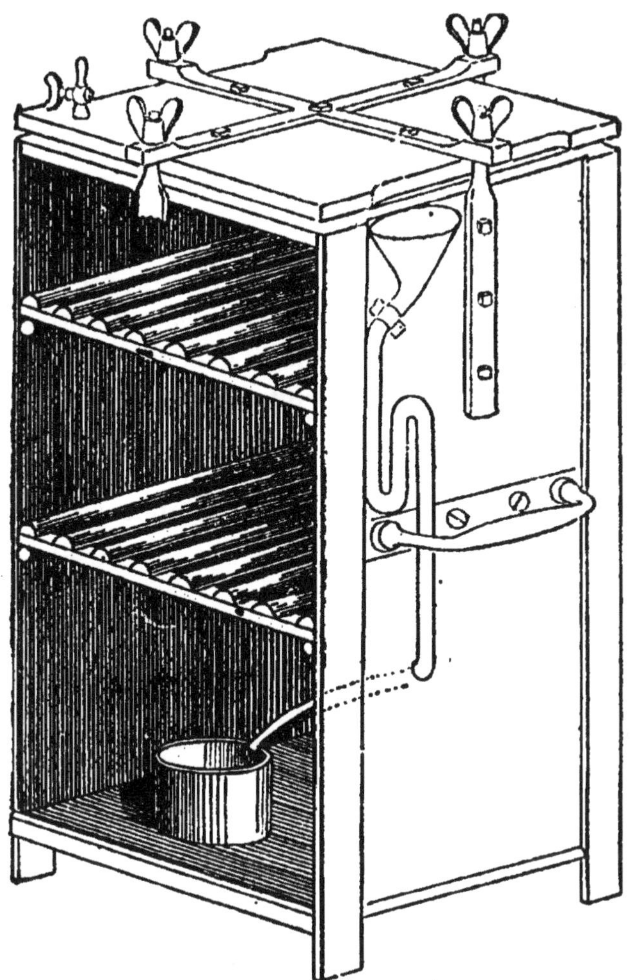

Fig. 5. — Appareil de Guyon, vue intérieure.

trois jours de suite, mais ce procédé est trop long. Il est préférable d'adopter la pratique de *Poncet* qui porte les sondes à 140° à l'étuve sèche. Ce chirurgien les conserve ensuite dans des tiroirs remplis de poudre de talc ; nous préférons placer les sondes dans de grandes éprouvettes stérilisées à l'eau régale lavées à l'eau bouillie et bouchées à la ouate. On porte le tout à l'étuve à 140° pendant une demi-heure.

6° *Vapeurs de formol*. — Les vapeurs de formol sont très antiseptiques à la température ordinaire.

On introduit dans une grande éprouvette stérilisée un tampon de ouate hydrophile imbibée de quelques grammes de formol, ou bien quelques grammes de trioxyméthylène granulé; on place par-dessus un tampon d'ouate ordinaire, puis les sondes; on bouche hermétiquement avec un bouchon de caoutchouc. La stérilisation est complète au bout de quelques heures.

Avant de se servir des sondes, il est bon de les immerger dans une solution boriquée afin d'éviter l'action irritante du formol.

Cathétérisme de la femme.

Il est préférable d'employer les sondes d'argent stérilisées à l'étuve sèche et qui ne servent qu'une fois, plutôt que les sondes en gomme rouge qui risquent de s'infecter entre les cathétérismes.

Le cathétérisme de la femme s'exécute avec les précautions suivantes :

L'opérateur se lave soigneusement les mains au savon, à la brosse, puis les plonge dans le formol; — avec une pince propre, il prend dans la boîte à sondes un cathéter stérilisé et l'immerge dans le formol.

Il se place à droite de la malade, écarte alors les lèvres de la vulve et essuie l'orifice uréthral avec un tampon de ouate imbibé de formol à 1/1000.

On introduit alors la sonde non graissée (1) dans la vessie. Lorsque l'évacuation est terminée, on lave une dernière fois la vulve au formol.

La sonde est lavée à l'eau, séchée et mise de côté pour une nouvelle stérilisation à l'étuve.

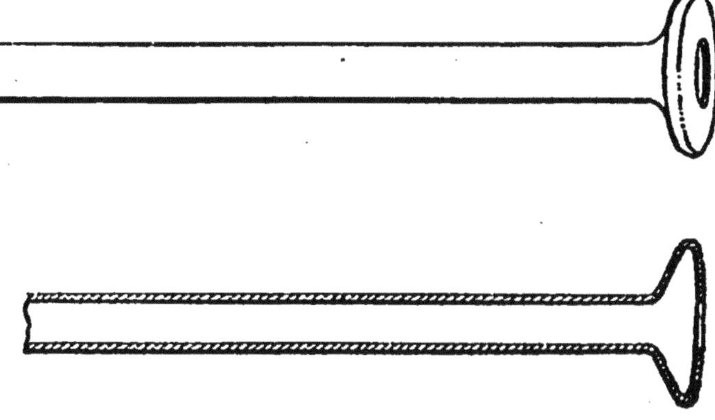

Fig. 6. — Sonde de Pezzer.

Sonde à demeure chez la femme. — Quand on met une sonde à demeure chez la femme, on la choisit petite (n° 14), en gomme rouge et autoclavée.

On l'introduit dans la vessie avec toutes les précautions indiquées pour le cathétérisme. On prend la précaution de l'enfoncer très peu dans la vessie, et on fait déboucher son extrémité libre dans un urinal en verre contenant de l'eau boriquée. On la maintient par un fil rattaché au bandage du corps.

Les sondes à demeure doivent être changées tous les jours pour éviter l'uréthrite et la cystite. On

(1) La gr... a l'inconvénient de former dans le canal de la sonde un cambouis septique, qui rend le nettoyage de l'instrument très difficile,

peut aussi employer la sonde de Pezzer qui tient seule, sans être fixée (fig. 6).

Cathétérisme de l'homme.

Ce cathétérisme s'exécute avec des instruments stérilisés, comme il a été dit plus haut.

Chez l'homme, il est indispensable de graisser les sondes avec de l'huile phéniquée, autoclavée tous les jours, ou mieux avec la pommade de Guyon qui se compose de poudre de savon, 50 grammes; glycérine et eau, ââ, 25 grammes; sublimé, 0,02 centigrammes. Cette pommade a l'avantage de ne pas graisser les sondes et de se dissoudre très facilement dans l'eau.

On met d'abord le gland à nu, en refoulant le prépuce, et on fait un lavage du gland avec des tampons imprégnés de sublimé.

Avant d'introduire le cathéter, il est indispensable de faire un lavage de l'urèthre antérieur (ordinairement septique) avec une seringue stérilisée dont on introduit la canule dans le méat et avec laquelle on injecte une solution de nitrate d'argent ou de permanganate à 1/1000 ou d'eau boriquée.

On introduit ensuite la sonde stérilisée dans la vessie; elle traverse alors un urèthre propre et n'introduit pas dans la vessie les gommes qui pullulent habituellement dans l'urèthre.

Sonde à demeure chez l'homme. — Il faut éviter le plus possible de laisser des sondes à demeure chez l'homme à cause de la fréquence de l'uréthrite consécutive.

Ces sondes (gomme rouge ou noire) seront changées fréquemment et remplacées par une nouvelle sonde stérilisée qu'on n'introduira qu'après avoir fait un lavage de l'urèthre au permanganate au 1/1000.

Si l'introduction de la sonde était difficile ou dangereuse, on pourrait n'employer que des sondes à bout coupé qu'on introduirait sur un mandrin vissé sur une bougie armée; on pourrait encore profiter d'une boutonnière hypogastrique qui permettrait, en attachant la nouvelle sonde au bec de l'ancienne, de faire pénétrer la première dans l'urèthre par un trajet rétrograde.

Antisepsie vésicale.

Toute manœuvre intra-vésicale (taille, lithotritie, etc.) comporte la désinfection préalable du gland et de l'urèthre.

Pour désinfecter la vessie saine, on la lave à l'eau bouillie, puis au nitrate d'argent au 1/1000 ou au permanganate de potasse avec un laveur ou une seringue aseptique.

S'il y a de la cystite, on la traitera pendant plusieurs semaines avant l'intervention, par le cathétérisme aseptique et les lavages au permanganate (1/1000) ou au nitrate au 1/1000, au 1/500, au 1/200 ou même au 1/50.

Avant les lavages au nitrate, on injectera d'abord de l'eau bouillie pour balayer le muco-pus, puis le nitrate; enfin on fait un dernier lavage boriqué pour neutraliser le nitrate d'argent.

Instrumentation pour les lavages vésicaux. Laveurs. Seringues aseptiques. —

L'instrument le plus simple et le plus propre qu'on puisse employer pour les lavages de la vessie, c'est l'injecteur de Tarnier. Mais il a deux inconvénients considérables dans l'espèce :

1° On ne sait pas exactement quelle quantité on injecte. 2° On n'a pas la notion de la résistance de

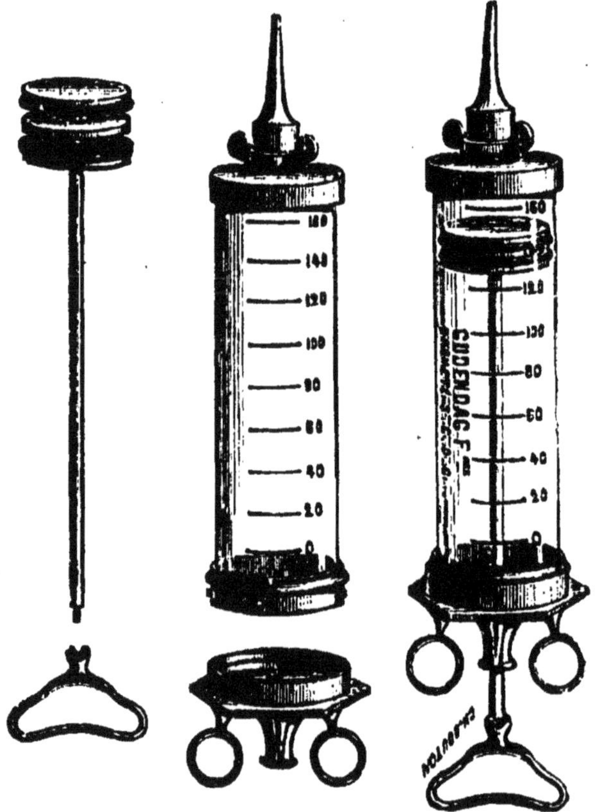

Fig. 7. — Seringue de Félizet.

la vessie à la distension. Les seringues, au contraire, permettent d'évaluer exactement la quantité injectée ainsi que la tension intra-vésicale ; mais ces instruments sont difficilement stérilisables.

Desnos conseille l'emploi de pistons mobiles en cuir, macérant constamment dans l'huile phéniquée à 1/10 ; mais les recherches de Koch ont montré l'insuffisance bactéricide de l'huile phéniquée.

Guyon a fait construire une seringue en verre à piston en cuir, facile à tenir propre, qu'il stérilise avec le nitrate d'argent.

On peut faire à ce procédé l'objection suivante : que le nitrate ne peut agir sur les parois de la seringue qui sont imprégnées de la graisse du pis-

Fig. 8. — Seringue d'Albarran.

ton ; d'autre part, si on enlève cette graisse, la seringue fonctionne mal, devient dure.

La seringue de Félizet et celle d'Albarran (fig. 7 et 8), entièrement métalliques, à piston en caoutchouc, peuvent être stérilisées à l'autoclave, ou par ébullition. Nous les avons employées et sommes très satisfait de leur fonctionnement.

VI. — Antisepsie du tube digestif. Bouche. Estomac. Intestin grêle. Gros intestin. Rectum.

A. — Bouche.

Quand on veut désinfecter la bouche, la première précaution doit être d'extraire les chicots et les dents malades.

On doit aussi faire ruginer les dents incrustées de

tartre, et s'il existe de la gingivite faire chaque jour des attouchements avec la teinture d'iode pure sur les gencives fongueuses.

On recommande ensuite au malade de se laver la bouche au permanganate de potasse à 1/1000, quatre fois par jour dans la semaine qui précède l'opération, et toutes les heures, la veille et le jour de l'opération.

On défendra au malade le tabac, l'alcool, les mets épicés qui provoquent l'inflammation de la bouche, et on le mettra au régime de l'antisepsie intestinale [purgatifs légers, lait stérilisé et naphtol. (Voir plus loin.)]

Si l'on fait l'**ablation du maxillaire inférieur**, il faut ménager les lambeaux muqueux gingivaux, interne et externe, qu'on suture entre eux pour que la plaie soit complètement fermée du côté de la bouche.

Si l'on enlève la **langue**, on fermera la plaie linguale par des sutures qui feront en même temps l'hémostase. Si la perte de substance est trop considérable, on réséquera une moitié du maxillaire inférieur afin de suturer le reste de la langue à la muqueuse génienne.

Grâce à ces précautions, la plaie sera complètement fermée du côté de la bouche, comme l'ont recommandé Péan, Berger et Terrier.

S'il s'agit de la **résection du maxillaire supérieur**, on décollera à la rugine la muqueuse palatine qu'on laissera sur la ligne médiane se continuer avec celle du côté opposé; lorsque l'os sera enlevé, on pourra faire la suture de la muqueuse palatine à celle de la joue.

Le meilleur traitement des plaies de bouche consiste à ne pas faire de pansement, car la gaze iodoformée provoque la stagnation des liquides qui ne tardent pas à se putréfier, d'où septicémie.

Elle expose en outre le malade à l'intoxication par l'iodoforme dégluti.

Pour toutes ces raisons, nous pensons qu'il vaut mieux faire des lavages toutes les demi-heures au permanganate de potasse à 1/1000.

Pour éviter que les aliments ne fournissent un milieu de culture aux saprophytes, on nourrira le malade à l'aide d'une sonde œsophagienne en gomme rouge passant par le nez, selon la recommandation déjà ancienne de Verneuil.

B. — Antisepsie de l'estomac.

Il faut d'abord réaliser l'antisepsie buccale.

Pendant les huit jours qui précèdent l'opération, le malade sera soumis matin et soir au cathétérisme évacuateur de l'estomac suivi de lavages à l'eau de Vichy.

La malade s'abstiendra de tabac, liqueurs et mets épicés.

Il s'alimentera exclusivement avec du lait stérilisé ; cependant, s'il est très faible, on permettra des aliments très nourrissants sous un petit volume (cervelles, ris de veau, jus de viande, œufs, poisson).

Pour que les aliments n'arrivent pas infectés dans l'estomac, le malade aura soin de se laver la bouche au permanganate au 1/1000 avant et après chaque repas.

Le malade prendra chaque jour deux des cachets suivants :

    Magnésie.................)
    Salicylate de bismuth.... } ãã 30 centigrammes.
    Bétol...................)

Pour un cachet.

Immédiatement avant l'opération, on évacuera l'estomac et on le lavera à l'eau de Vichy, puis à l'eau stérilisée.

Après les opérations graves sur l'estomac, le patient ne prendra ni liquides ni aliments par la bouche pendant 48 heures. On le soutiendra exclusivement par des lavements nutritifs (3 ou 4 par jour) ainsi composés.

Pour un lavement :

    Lait.................... (ãã 100 grammes.
    Bouillon................)
    Jaune d'œuf............. N° 1.
    Peptones................ 5 grammes.
    Rhum................... 30   »

A partir du troisième jour, jusqu'au quinzième, on donnera au malade, par la bouche, deux verres de liquide toutes les quatre heures pendant le jour, et un ou deux verres seulement pour la nuit. Le malade boira par petites gorgées très espacées.

C. — Antisepsie de l'intestin grêle.

Avant l'opération. —Il est indispensable d'observer les précautions indiquées pour l'antisepsie buccale et stomacale, à l'exception des lavages stomacaux qui sont fatigants et inutiles dans l'espèce.

L'alimentation sera exclusivement lactée (lait stérilisé), ou tout au moins composée de viandes délicates si le malade est trop faible, et on administrera les cachets au bétol.

Les purgatifs salins à petite dose sont les meilleurs moyens d'antiseptiser le tube digestif. Pendant les huit jours de préparation, le malade prendra chaque matin un demi-verre à Bordeaux d'eau de Sedlitz.

L'avant-veille de l'opération, on donnera un grand purgatif (2 verres d'eau de Sedlitz).

La veille, on purge de nouveau, avec un seul verre d'eau de Sedlitz.

Le jour de l'opération, le malade prend un lavement (1) évacuant à la glycérine ; on lui fait ensuite un lavage du gros intestin au permanganate au 1/1000 ou à l'eau stérilisée.

Après l'opération. — Après l'opération, le malade ne prendra rien par la bouche jusqu'au lendemain, si ce n'est des petits morceaux de glace.

On calmera sa soif avec des quarts de lavements d'eau stérilisée.

On administrera 10 à 20 centigrammes d'extrait thébaïque en pilules pendant les trois premiers jours seulement ; au delà de ce terme, il surviendrait du ballonnement.

Le lendemain et le surlendemain de l'opération, le malade est autorisé à boire par petites gorgées du lait, bouillon, grog ou thé, dans la proportion suivante : un verre de huit heures à midi, un second de midi à 4 heures, un troisième de 4 heures à 8 heures, un dernier pour toute la nuit.

Si le malade souffre de la soif, s'il est déprimé, on lui donnera des lavements d'eau stérilisé ou des lavements alimentaires (voir la formule plus haut).

(1) Les lavements et les lavages seront donnés ou faits avec l'injecteur de Tarnier.

A partir du quatrième jour jusqu'au quinzième, on double la dose de liquides.

Au quinzième jour, on commence avec précaution une alimentation solide progressive.

Si le ventre se ballonne avant le huitième jour, on donnera un verre à Bordeaux d'eau de Sedlitz et un lavement évacuant. S'il n'y a pas de ballonnement, on attendra le huitième jour pour administrer un lavement qui sera renouvelé tous les jours.

On recommandera au malade de ne pas faire le moindre effort pour évacuer les lavements ; il ne devra les rendre qu'en se retenant, malgré lui pour ainsi dire, au besoin à l'aide d'une grosse canule rectale.

D. — Antisepsie du gros intestin.

Avant l'opération. — On observe d'abord toutes les précautions recommandées pour l'intestin grêle, auxquelles on ajoutera de grands lavages quotidiens du gros intestin qu'on exécutera de la manière suivante :

Le malade est couché dans son lit, la tête basse, le siège élevé par des coussins.

On introduit par le rectum une longue sonde en gomme noire assez flexible, stérilisée, qu'on pousse le plus haut possible.

On la met en communication avec l'injecteur de Tarnier, contenant de l'eau bouillie ou du permanganate au 1/1000 tiède ; on laisse couler le liquide très, très lentement, en plaçant l'appareil à 20 ou 30 centimètres seulement au-dessus du malade.

De cette façon, le liquide arrive jusqu'à la valvule iléo-cœcale, s'il n'y a pas de rétrécissement. Ce procédé rend de grands services pour la désinfection du gros intestin avant les opérations, ou en cas d'appendicite.

Après l'opération. — Le malade observera le régime alimentaire indiqué plus haut (antisepsie de l'intestin grêle).

Si on juge à propos d'administrer des lavements d'eau bouillie ou des lavements alimentaires, il faut le faire avec beaucoup de lenteur et de précautions pour éviter de distendre les sutures.

E. — **Antisepsie rectale**.

On observera toutes les prescriptions indiquées pour l'antisepsie buccale et intestinale, même alimentation, mêmes cachets, mêmes purgatifs.

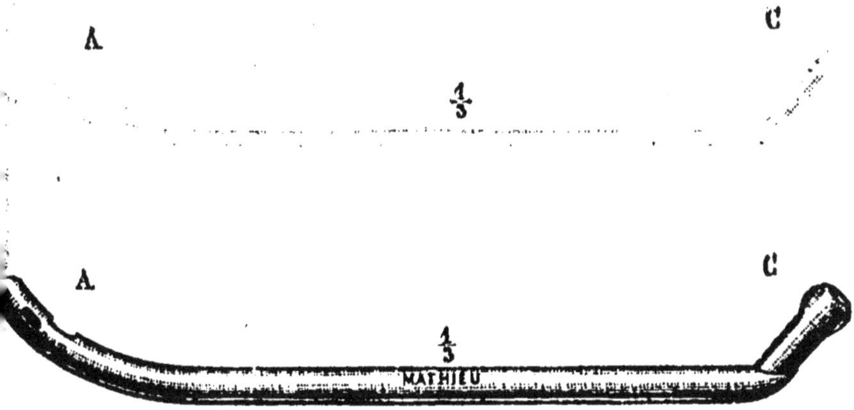

Fig. 9. — Sonde de Budin à double courant.

On ajoutera comme précautions spéciales des lavages (eau bouillie ou permanganate à 1/1000) qu'on fera pendant huit jours, deux fois par jour, soit de bas en haut avec une sonde de Budin en métal, introduite au-dessus du cancer ou du rétrécissement; soit plutôt de haut en bas en établissant un anus contre nature sur l'S iliaque (1).

Cette précaution permet encore de dériver le cours des matières avant et après l'opération et d'éviter ainsi le contact des fèces avec la plaie opératoire.

On peut à la rigueur discuter le choix du procédé opératoire pour l'anus contre nature, car, avec une petite incision à l'intestin, on a, il est vrai, l'avantage de pouvoir fermer facilement la fistule après guérison du rectum; mais, d'autre part, on peut craindre que la dérivation ne soit pas complète. Inversement, si l'on emploie la méthode de Maydl ou de Reclus qui consiste à sectionner complètement l'intestin, la dérivation est complète, mais on éprouve plus tard de grandes difficultés pour la fermeture de l'orifice anormal.

Il existe un troisième moyen de beaucoup préférable, qui consiste à exécuter un procédé opératoire que j'ai imaginé : *l'anus réparable*. L'intestin est coupé complètement en travers après qu'on a suturé les deux bouts ensemble, en canons de fusil sur une hauteur de 10 centimètres environ. Pour guérir cet anus, il suffit de couper largement l'éperon d'un coup de ciseaux, puis de décoller l'intestin de la paroi et d'en faire la suture après les avivements nécessaires.

Il est également indiqué de faire, après les lavages, des tamponnements du rectum à la gaze

(1) Voici comment il faut procéder pour les lavages de haut en bas : on fait pénétrer par l'anus contre nature une sonde en gomme rouge stérilisée, qui sert à faire l'injection; la sortie du liquide sera facilitée par la sonde de Budin (fig. 9) introduite préalablement par le rectum.

antiseptique, qui restent en place jusqu'au lavage suivant.

Grâce à l'anus contre nature, on peut, après l'opération, alimenter les malades sans précautions spéciales.

V. — Antisepsie oculaire.

Nous prendrons comme type l'opération de la cataracte.

On examine d'abord soigneusement la conjonctive, les voies lacrymales et les fosses nasales.

Si la conjonctive est malade, on la soigne par les collyres au nitrate d'argent (1/100) ou par les attouchements au sulfate de cuivre jusqu'à ce que toute inflammation ait disparu.

Si les voies lacrymales sont enflammées, on débride un des points lacrymaux et on cathétérise les voies; enfin on y injecte des solutions antiseptiques (chlorure de zinc à 5 0/0).

Les fosses nasales seront cautérisées ou lavées jusqu'à guérison de leurs lésions.

Immédiatement avant l'opération, il faut savonner et brosser le front, le pourtour de l'orbite et la surface cutanée des paupières.

On lave ensuite ces mêmes parties à l'éther, alcool et sublimé en recommandant au malade de fermer les yeux, pour que les liquides n'y pénètrent pas.

On irrigue alors largement les culs-de-sac conjonctivaux à l'eau bouillie, puis on dispose autour de l'œil des compresses stérilisées, comme dans les opérations de chirurgie générale.

On instille dans l'œil, avec un compte-gouttes stérilisé, une solution de cocaïne à 5 0/0, faite du jour même avec de l'eau stérilisée ; au bout de quelques minutes on commence l'opération.

Les instruments non tranchants sont stérilisés à l'étuve ; pour les instruments coupants, on flambe le manche et on lave la lame au chloroforme.

Comme pansement, nous appliquons simplement sur l'œil des rondelles de gaze aseptique, de l'ouate stérilisée et une bande de gaze ; le pansement est changé tous les jours, et on lave les culs-de-sac à l'eau stérilisée pour éviter la stagnation.

VI. — Antisepsie nasale.

Avant d'entreprendre une opération sur les fosses nasales, il est prudent de faire l'antisepsie buccale et de désinfecter, s'il y a lieu, la conjonctive et les voies lacrymales.

Dans une cavité aussi anfractueuse, avec une muqueuse aussi délicate et qui sécrète abondamment, il est impossible d'employer les pansements à la gaze antiseptique ni les insufflations pulvérulentes.

Il n'y a que les irrigations qui soient bien tolérées et efficaces ; on fera des injections à l'eau stérilisée tiède pour détacher les mucosités et les croûtes, suivies immédiatement d'irrigations au permanganate à 1/1000. On se servira pour les injections du laveur de Tarnier.

Ces irrigations seront faites quatre fois par jour pendant les huit jours qui précèdent une opération grave ; la veille, lavages toutes les heures ou toutes les deux heures.

Pendant l'opération, si le malade est chloroformé, mêmes lavages qui seront faits, la tête pendante en arrière, pour éviter l'introduction du liquide dans les voies aériennes; on pourra, en cas de besoin, recourir à la teinture d'iode qui provoquerait une vive douleur à l'état de veille.

L'opération ne sera commencée qu'après avoir savonné et lavé la peau du nez, les joues, la lèvre supérieure préalablement rasée et l'entrée des fosses nasales. On disposera autour du nez des compresses stérilisées, pour éviter de contaminer les mains ou les instruments.

Nous ne saurions assez recommander de prendre, pour les explorations et les opérations, les mêmes précautions que pour les grandes opérations chirurgicales.

Les spéculums, pinces, polypotomes, etc., doivent être passées à l'étuve sèche à 200° ou bouillis.

Pour chaque malade, on doit prendre des instruments spécialement stérilisés n'ayant pas servi; ces instruments seront mis de côté après avoir été employés et seront stérilisés avant un nouvel usage. C'est de cette façon seule que les spécialistes éviteront les désastres qu'on observait trop souvent autrefois (érysipèles, fièvre, angines, hémorragies septicémiques, otites, transmission de syphilis).

VII. — Antisepsie auriculaire.

La désinfection du conduit auditif se réalise au moyen de tampons d'ouate imbibés de savon et montés sur pinces ; on fait ensuite un lavage à l'eau stérilisée, on sèche à l'ouate stérilisée, puis on frictionne le conduit avec des tampons imbibés d'alcool à 90°. On termine par un lavage au permanganate à 1/1000.

Les spéculums des auristes doivent être flambés, étuvés ou bouillis, pour chaque malade.

Tous les autres instruments seront, à plus forte raison, stérilisés pour les moindres interventions.

Comme pansements, on emploiera la poudre et la gaze au dermatol.

Le cathétérisme de la trompe d'Eustache ne doit être fait qu'après une irrigation nasale à l'eau bouillie ou au permanganate au 1/1000. Le cathéter flambé, étuvé ou bouilli, ne doit servir qu'une seule fois.

Nous conseillons de placer la collection de sondes dans une boîte métallique analogue à nos boîtes à sondes de femmes, qu'on stérilisera à l'étuve sèche. On saisira avec une pince l'instrument qu'on désire et on le plongera dans l'eau phéniquée faible. Lorsqu'un instrument a servi, on le lave, on le sèche, et on le met de côté pour ne plus s'en servir qu'après un nouveau passage à l'étuve.

Trépanation de l'apophyse mastoïde. — Cette opération doit se faire avec les mêmes précautions que les autres opérations de chirurgie générale. Les instruments seront étuvés, les cheveux et la barbe rasés à trois travers de doigt, tout autour du pavillon de l'oreille.

On désinfectera la peau de la région, le pavillon et le conduit auditif, par des lavages successifs au savon, à l'éther, alcool et sublimé à 1/1000.

Des compresses stérilisées entourent le champ opératoire.

Pour éviter la blessure du sinus latéral, on attaquera l'os au ciseau et au maillet à petits coups; la brèche sera faite tangentiellement au quart postéro-supérieur de la circonférence du conduit auditif.

En cas de blessure du sinus ou d'un de ses affluents, on tamponnerait fortement la plaie à la gaze aseptique.

CHAPITRE VII

Stérilisation des instruments.

Les procédés employés pour la stérilisation des instruments sont le flambage, l'ébullition, l'étuve sèche et l'autoclave.

Flambage.

Le flambage est en lui-même une méthode parfaite de stérilisation, mais il présente des inconvénients sérieux. En effet, si l'on flambe les instruments un par un, il faut un temps énorme pour stériliser 20 ou 30 pinces ; si on les flambe en masse, il est à craindre que la température ne soit trop élevée et n'altère la trempe de l'acier. Enfin le flambage ne convient pas pour stériliser la verrerie (cristallisoirs, canules). — Ce procédé n'est vraiment pratique que pour flamber un petit nombre d'instruments (trocart, pince à pansement, etc.).

Pour stériliser par flambage, on peut promener l'instrument dans la flamme d'une lampe à alcool ; mais ce procédé est long et risque d'être ou insuffisant (température trop basse) ou excessif (température trop élevée). — Il est plus simple de verser quelques grammes d'alcool au fond d'une cuvette contenant les instruments à stériliser, et d'y mettre le feu.

On les refroidira ensuite, en versant dessus de l'eau bouillie froide. Celle-ci, au contact des instruments surchauffés, se volatilisera en partie en produisant un sifflement caractéristique. Ce sifflement est la preuve que la température a été suffisamment élevée.

On peut de cette façon flamber dans les boîtes en métal toute une collection d'instruments; le seul ennui, c'est qu'on risque de les détremper. Ce serait une excellente ressource en temps de guerre pour obtenir une stérilisation rapide.

Ébullition.

Scientifiquement parlant, l'ébullition ne donne pas la sécurité absolue, car, d'après Courboulès, le vibrion septique desséché résiste à l'eau bouillante ; il en est de même du bacillus subtilis et d'un grand nombre de spores des microbes de l'air qui, bien que non pathogènes par eux-mêmes, sont cependant capables de favoriser l'infection par les germes septiques.

D'après *Globig* (*Zeit. f. Hygiene*, 1897), les spores du bacille de la pomme de terre résisteraient à 3 heures d'ébullition. D'après le même auteur, les spores d'autres saprophytes résisteraient à 6 heures d'ébullition.

Les intéressantes expériences de Répin (1) ont montré que 500 grammes de compresses et 30 tampons de ouate plongés dans l'eau bouillante retardent beaucoup l'ébullition qui ne se produit qu'après 3/4 d'heure.

(1) Voir Terrier. *Asepsie en chirurgie* (*Revue de Chirurgie*, 1894-95).

Après 65 minutes d'ébullition, ces tampons, préalablement imprégnés de poussière, n'étaient pas encore stériles.

Répin a montré encore que de la soie enroulée sur des bobines sur une épaisseur de 5 millimètres n'est pas stérilisée après 1 heure d'ébullition. Au contraire, non enroulée et en petite quantité, elle devient stérile au bout de 30 minutes.

Il semblerait que, d'après ces données, l'ébullition doit être absolument rejetée. Cependant, dans la pratique, elle donne des résultats excellents à MM. Quénu et Routier, qui n'emploient pas d'autre procédé pour stériliser leurs instruments.

Il ne faut pas s'étonner que des tampons profondément imprégnés de poussières et mauvais conducteurs de la chaleur se stérilisent mal; il n'en est pas de même des instruments qui sont bons conducteurs et qu'on peut d'ailleurs nettoyer avec soin.

On augmente d'ailleurs la puissance stérilisante de l'ébullition si l'on se sert d'une solution de benzoate de soude à 2 0/0, qui bout à 106° (Roux, Desfosses). Nous avons renoncé à l'ébullition à la glycérine qui dégage des vapeurs et qui coûte cher, la glycérine ayant besoin d'être renouvelée fréquemment.

Cette dernière méthode est peu pratique pour la ville à cause du prix de la glycérine et de la nécessité d'emporter un thermomètre spécial; à l'hôpital, c'est plus simple et peu coûteux, la glycérine pouvant servir indéfiniment.

Étuve sèche de Poupinel.

L'étuve de Poupinel, quand on surveille son fonctionnement, procure la stérilisation parfaite, absolue, idéale.

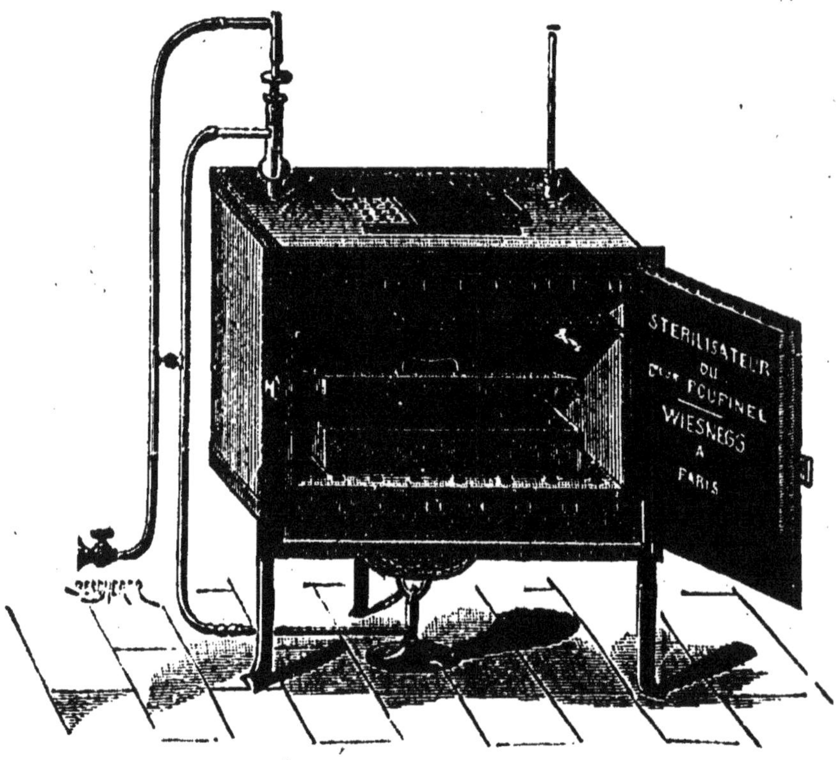

Fig. 10. — Étuve de Poupinel.

Les instruments entièrement métalliques sont placés dans des boîtes en cuivre sur un lit de ouate, qui absorbe la vapeur d'eau ambiante et évite l'oxydation de l'acier. Quand les instruments ne doivent pas être utilisés immédiatement, on interpose une seconde couche de ouate entre le couvercle et la boîte pour éviter l'entrée des poussières atmosphériques.

Le tout est porté à l'étuve et maintenu pendant une heure à 180 ou 200°.

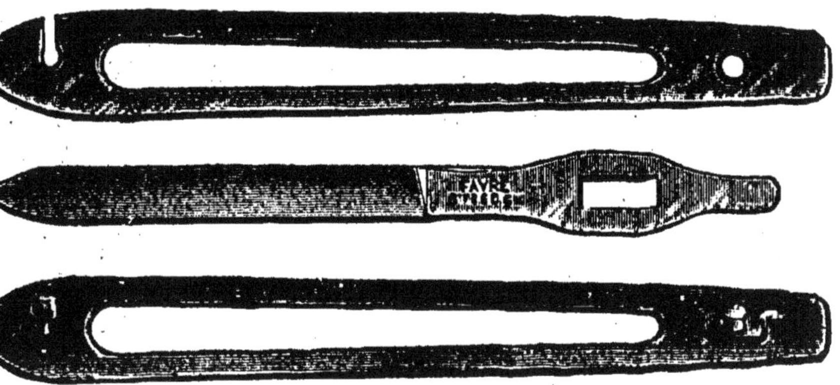

Fig. 11. — Bistouri de Chaput démontable.

En sortant de l'étuve, les instruments peuvent être employés à sec ou dans l'eau formolée.

Les *bistouris* peuvent être étuvés sans perdre leur tranchant; pour empêcher que la pointe ou le tran-

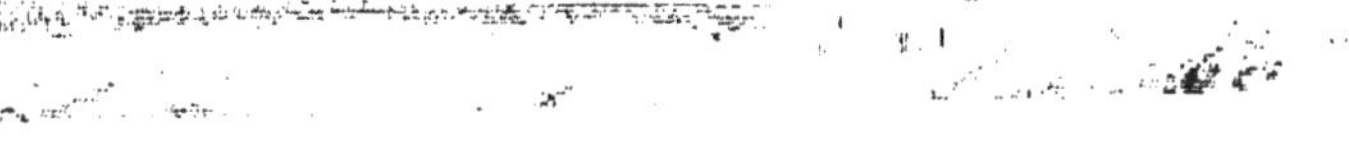

Fig. 12. — Bistouri de Chaput fermé.

chant ne s'émoussent au contact des autres instruments, je recommande mon bistouri à manche démontable qui protège la lame (fig. 11 et 12).

Lorsque les bistouris ont touché du pus, on les envoie au repassage.

Les *aiguilles à suturer* risquent d'avoir leur pointe

cassée au contact des autres instruments ; pour éviter cet inconvénient, il faut les mettre dans des boîtes métalliques (fig. 13) spéciales, à couvercle mobile, qui les empêchent de vaciller, ou employer des aiguilles à manche démontable comme celui des bistouris.

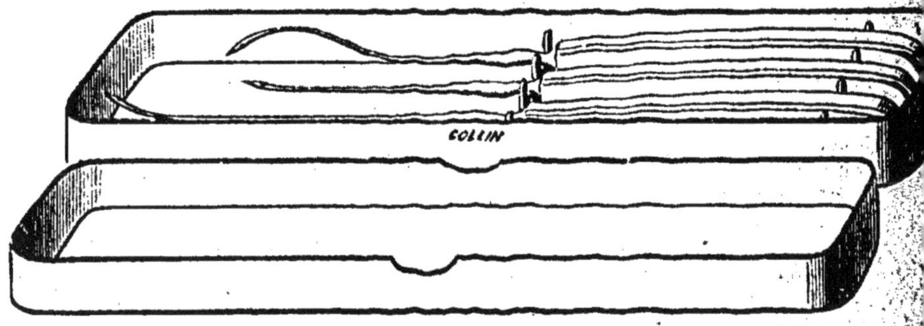

Fig, 13. — Boîte métallique pour les aiguilles.

Double stérilisation à l'étuve, avant et après chaque opération.

Stérilisation. — Après chaque opération, tous les instruments qui viennent de servir sont lavés à l'eau tiède, brossés, essuyés et séchés. Ils sont ensuite stérilisés à l'étuve pendant une heure avant d'être rangés dans la vitrine ; pour ce rangement, on évite de les toucher avec les doigts, on les prend avec une pince.

De cette façon, tous les instruments de la vitrine sont débarrassés des germes pyogènes des opérations précédentes ; et si, au cours d'une opération ultérieure, on a besoin d'instruments qu'on n'avait pas prévus, ceux-ci sont propres, sauf la poussière ambiante dont on se débarrasse facilement par une ébullition de quelques minutes.

2° Stérilisation. — Ordinairement les instruments déjà stérilisés après l'opération précédente sont désignés d'avance pour chaque opération ; on les groupe dans la boîte de l'étuve sèche et on les stérilise spécialement pendant une heure à 200°...

Autoclave. — On peut stériliser les instruments métalliques à l'autoclave. Si on ne prend pas de précautions spéciales, les instruments rouillent et le nickel se détache.

On peut éviter cet inconvénient en plaçant les instruments à autoclave dans une solution de borate de soude à 2 0/0 (Desfosses).

Cette méthode est la plus scientifique et donne la sécurité absolue. Dans la pratique, elle est longue et d'un emploi difficile; nous préférons la stérilisation à l'étuve sèche pour les pinces, l'ébullition pour les aiguilles, le flambage pour la stérilisation rapide d'un instrument dont a besoin immédiatement.

Stérilisation des plateaux à instruments.

Nous stérilisons les plateaux à l'étuve sèche.

En cas d'urgence, on verse dans chaque plateau quelques grammes d'alcool qu'on enflamme. La température développée par cette combustion est tellement élevée qu'elle fait casser les cuvettes ordinaires.

Pendant l'opération, le plateau d'instruments est placé à droite et tout près de l'opérateur qui les prend lui-même. Aucun aide n'est chargé de les passer; on supprime ainsi les intermédiaires gênants et dangereux.

Stérilisation des cristallisoirs et cuvettes.

Les cuvettes et cristallisoirs sont lavés à l'acide nitrique et à l'eau bouillie, puis stérilisés à l'étuve sèche.

De cette façon, tout ce qui sert au cours de l'opération est absolument stérile. De cette méthode absolue découle une sécurité absolue.

Choix des instruments.

On doit n'employer que des instruments entièrement métalliques (les manches en bois seront proscrits), sans rainures ni dépressions.

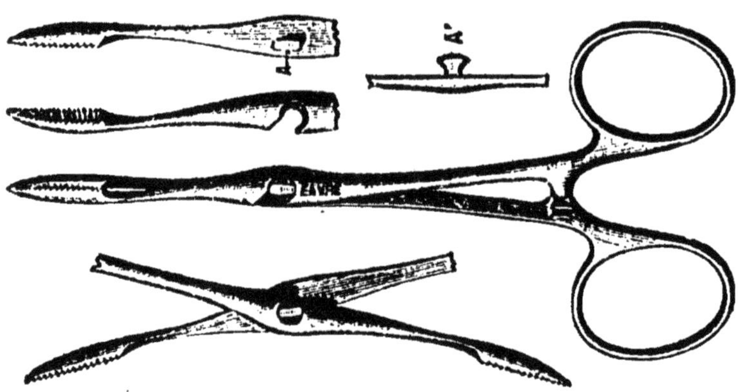

Fig. 14. — Articulation de Favre.

On bannira les trocarts compliqués, les aiguilles tubulées; les aiguilles de Lamblin, de Segond sont plus propres et plus aseptiques que celle de Reverdin; toutefois il est difficile de se passer de cette dernière, surtout quand on veut placer des sutures dans une cavité profonde.

Les nouveaux modèles de pinces de Favre (fig. 14) sont préférables aux anciens, car l'articulation est plus simple et plus facile à nettoyer.

CHAPITRE VIII

Stérilisation du matériel chirurgical.

Éponges.

Les sortes d'éponges qu'il convient d'employer
varient suivant les besoins. Après examen des différentes espèces commerciales, nous nous sommes
arrêtés aux trois suivantes : fines grecques, silquis
et oreilles d'éléphant.

Les fines grecques sont d'un tissu très doux et
très résistant et de plus à peu près toujours exemptes
de petits cailloux.

Les silquis se recommandent par leur très grande
spongiosité; mais elles sont moins solides que les
précédentes et résistent difficilement à deux traitements.

Enfin les oreilles d'éléphant sont de très grandes
éponges présentant souvent un mètre carré et même
plus sur 2 à 4 centimètres d'épaisseur. On peut donc
y tailler à volonté des éponges d'un tissu feutré
excessivement solide, et qui seront d'un grand secours, par exemple, quand il s'agira de couvrir et de
maintenir en place les intestins dans une laparotomie.

Pour opérer le nettoyage et l'asepsie des éponges,
on commence par les battre convenablement avec
un maillet de bois, afin de les assouplir et de briser

les coquillages et les graviers qu'elles peuvent renfermer dans leur tissu; puis on les lave à l'eau courante pour entraîner le sable et dissoudre la matière colorante jaune dont le commerce les imprègne toujours pour leur donner une teinte uniforme, dans le but de faire passer les mauvaises avec les bonnes. En général, cette matière colorante est le sel de sodium, de l'acide diméthylamidoazobenzine-sulfonique et connu vulgairement sous le nom d'hélianthine ou d'orangé III.

Elles sont ensuite soumises pendant 10 à 12 heures à l'action du permanganate de potasse en solution au millième. Il faut 20 litres de liquide pour 500 grammes d'éponges. Quand la réduction du permanganate est complète, on débarrasse les éponges, par lavage à l'eau stérilisée, et expression de la majeure partie de l'oxyde de manganèse, puis on effectue leur décoloration par le bisulfite de soude; il faut environ 500 centimètres cubes de la solution saturée du commerce par 500 grammes d'éponges et 20 litres d'eau.

Pour obtenir les éponges entièrement blanches, on ajoute alors dans la terrine qui renferme les éponges, avec le liquide qui a opéré la décoloration, 50 cent. cubes d'HCl.

L'acide sulfureux mis en liberté a pour effet de les blanchir instantanément. On les abandonne néanmoins 20 ou 25 minutes dans ce milieu pour parfaire l'action de SO^2. Puis, par deux ou trois lavages à l'eau stérilisée suivis chaque fois d'expression, on les débarrasse de la solution saline qui les imprègne. Quand l'eau de lavage ressort parfaitement limpide, on exprime fortement une dernière fois les éponges, et, après un examen minutieux, on rejette celles dont le tissu n'est pas suffisamment spongieux et résistant.

Celles qui sont reconnues propres au service sont alors taillées une à une, à l'aide de ciseaux, pour leur donner une forme régulière et enlever les débris d'algues qui y adhèrent quelquefois ainsi que les graviers qui auraient pu échapper au battage.

Enfin on place les éponges ainsi préparées dans un grand bocal, en les tassant légèrement et on les recouvre complètement d'une solution de phénol à 50 pour 1000. On les laisse dans cette solution phéniquée pendant 15 jours au moins.

Les terrines qui doivent contenir les éponges durant ces différents traitements sont préalablement stérilisées ainsi que les mains du manipulateur.

Avant d'être livrées aux chirurgiens, c'est-à-dire en général la veille de l'opération, les éponges sont sorties de la solution phéniquée, puis lavées à l'eau stérilisée par filtration au Chamberland et par ébullition, pour les débarrasser de l'excès d'acide phénique qui les imprègne et qui les rendrait caustiques. Après une expression énergique, elles sont enfermées par multiples de 5, c'est-à-dire par 10, 15 ou 20 selon leur taille, dans des bocaux stérilisés et se bouchant à l'émeri (fig. 15).

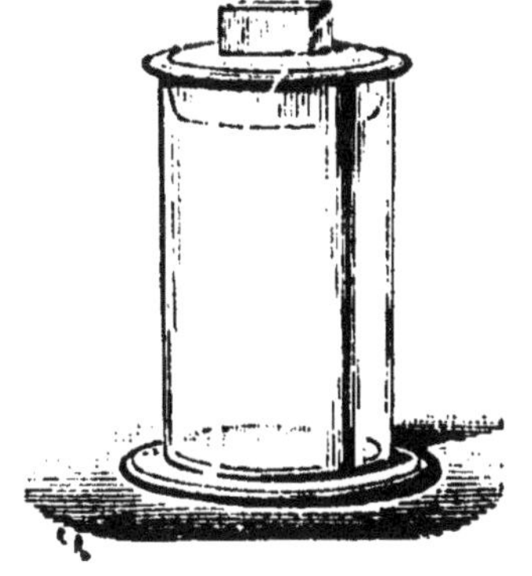

Fig. 15. — Bocal à éponges.

Pour empêcher les poussières atmosphériques de tomber sur le bord supérieur des bocaux, poussières qui risqueraient d'être entraînées par les éponges et de les souiller quand on les sortira au moment de l'emploi, chaque bocal est coiffé d'une feuille de papier stérilisé que l'on enlève au début de l'opération (fig. 16).

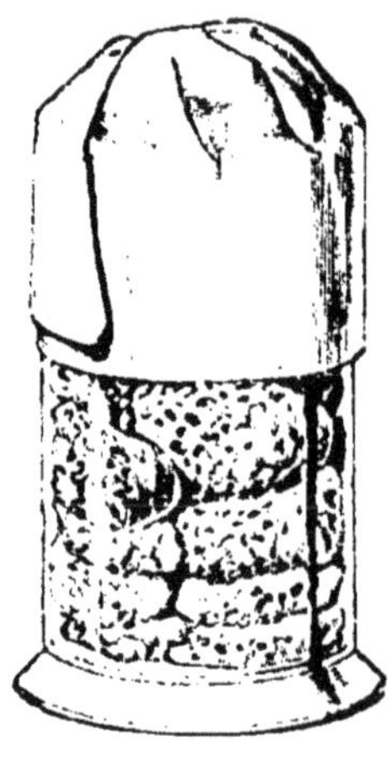

Fig. 16. — Bocal à éponges avec capuchon de papier.

Les bocaux qui sont destinés à renfermer les éponges stérilisées sont de deux grandeurs différentes suivant qu'ils doivent contenir les grosses ou les petites. Le grand modèle mesure 0,20 de hauteur et 0,10 de diamètre.

Ces bocaux sont de petite taille, et j'y insiste; de cette façon, les éponges qu'ils contiennent sont presque toutes employées pour une opération, souvent même on épuise la provision de plusieurs bocaux. Mais comme ils sont droits, sans épaulements, c'est-à-dire sans rétrécissement à l'ouverture, on peut facilement y plonger la main pour en sortir les éponges, et le nettoyage lui-même en est très facile. Avant d'être mis en service, ces bocaux sont lavés à l'eau tiède renfermant du carbonate de soude, puis passés à l'eau régale, rincés à l'alcool antiseptique et enfin égouttés.

Les bocaux qui ont servi sont immédiatement lavés à l'eau tiède pour enlever le sang qui a pu les tacher, et sont aseptisés de nouveau avant d'être remis en usage.

Quant aux éponges, celles qui n'ont pas été souillées par du pus, au cours de l'opération, sont lavées aussitôt à l'eau tiède et au savon pour les débarrasser de toutes traces de sang, puis mises à sécher. Quand on en a réuni ainsi une certaine quantité, elles sont de nouveau traitées par le permanganate de potasse, le bisulfite de soude, lavées et triées pour rejeter celles dont le tissu est altéré, puis mises dans l'acide phénique à 5 0/000, etc.

Si l'on place les éponges par multiple de 5 dans les bocaux, c'est afin de pouvoir, à la fin de l'opération, s'assurer facilement qu'il ne manque pas à l'appel.

Les éponges sont passibles de grands reproches. D'abord elles coûtent très cher; de plus, elles sont constamment infectées à l'origine par la putréfaction de l'animal qu'elles renferment. Comme, d'autre part, elles ne peuvent être stérilisées par la chaleur qui les altère, et comme, enfin, la méthode chimique (notoirement insuffisante) leur est seule applicable, on en conclura facilement qu'au point de vue théorique elles offrent de grands inconvénients. Pratiquement, elles paraissent peu nuisibles : aussi continue-t-on à les employer faute de mieux, en raison de leur souplesse et autres qualités.

Préparation des éponges de gaze stérilisée.

Pour remédier aux inconvénients des éponges vraies (désinfection insuffisante), beaucoup de chirurgiens emploient des compresses de gaze stérilisées à l'autoclave. Malheureusement, ces compresses étant humides boivent mal les liquides et rendent peu de services : aussi préférons-nous des éponges de gaze, sèches et stérilisées de la manière suivante.

On prend de la gaze hydrophile en grande largeur qu'on découpe en morceaux de 50 centimètres. On la débarrasse de son apprêt en la faisant bouillir pendant une demi-heure dans de l'eau additionnée de carbonate de soude, on l'essore grossièrement et on la fait bouillir à nouveau dans de l'eau pure; on l'exprime et on la fait sécher à l'abri de la poussière. Elle est, ensuite, pliée de façon à former un rectangle de 30 centimètres de long sur 8 de large, dont tous les bouts sont rentrés et cousus tout autour pour ne pas présenter des franges sur les bords. Ces rectangles sont eux-mêmes pliés en quatre dans le sens de la longueur, rangés dans une boîte métallique et portés à 150°, pendant une heure, dans l'étuve de Poupinel. On peut ainsi les conserver à sec indéfiniment dans un milieu aseptique hermétiquement clos, ce qui serait très utile en chirurgie de guerre pour les laparotomies.

Ces éponges de gaze sont souples, douces, se prêtent à tous les usages; elles sont compressibles, très absorbantes et surtout parfaitement stériles, leur prix de revient est infiniment moins élevé que celui des éponges vraies. Celles-ci ne peuvent, d'ailleurs, être conservées longtemps aseptiques à sec, elles se racornissent. D'autre part, si on les conserve dans l'acide phénique, elles deviennent extrêmement lourdes, ce qui n'est pas un médiocre embarras.

Coton hydrophile et tampons de coton hydrophile stérilisé.

Le coton hydrophile est préalablement nettoyé de toutes les impuretés qui peuvent se trouver à sa surface et divisé en plaques à peu près carrées de 35 à 40 centimètres, enfermé dans des boîtes métalliques et stérilisé à 150° à l'étuve sèche pendant une heure.

Les tampons de coton sont préparés à sec, les bouts rentrés à l'intérieur, de façon à présenter la forme et la grosseur d'une mandarine, et stérilisés de même.

Ces tampons, très absorbants et d'un prix de revient très minime, sont employés concurremment avec les éponges de gaze dans les opérations autres que les laparotomies.

Compresses.

Les compresses qui servent à entourer le champ opératoire sont en toile et ourlées, pour qu'elles ne présentent pas de franges sur les bords. Elles mesurent 65 centimètres de long sur 50 de large. Si l'on a de la toile neuve, il faut la faire lessiver pour la débarrasser de son apprêt. Les compresses toutes préparées sont ensuite mises à bouillir dans une solution de permanganate de potasse à 5 0/00, jusqu'à réduction complète du permanganate (environ une demi-heure), puis traitées par le bisulfate de soude pour les décolorer. On les lave à l'eau bouillie chaude jusqu'à disparition de toute trace d'acide sulfureux. On peut alors soit les faire sécher et les stériliser à sec dans une boîte métallique pendant une heure à 150-160° dans le stérilisateur de Poupinel (ce qui est particulièrement commode pour le transport), soit les autoclaver dans de l'eau distillée ou une solution d'acide phénique ou de sublimé.

Quel que soit leur mode de conservation, on a soin, au moment de l'opération, de les réchauffer avec de l'eau bouillie tiède, pour qu'elles ne refroidissent pas le malade.

Soies.

La soie tressée plate (soie de Czerny) est celle dont nous nous servons exclusivement, parce qu'elle est la plus commode (le nœud simple ne se desserrant pas) et la plus belle. Les premières nous venaient

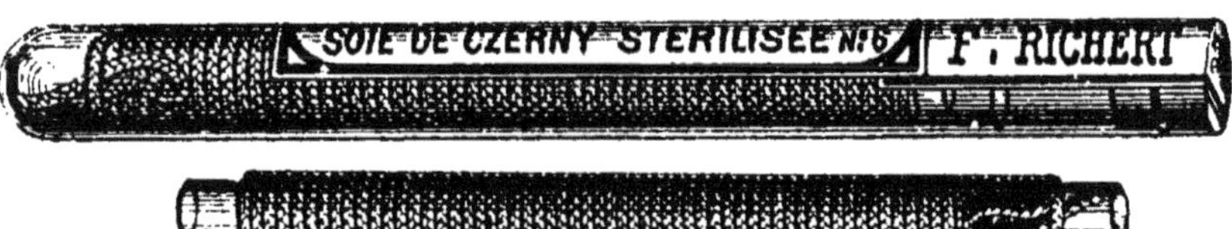

Fig. 17. — Tube de soie stérilisée.

d'Angleterre, mais nous avons trouvé à Paris un fabricant français qui nous fournit des soies de qualité supérieure et sans apprêt. Elles sont numérotées de 0 à 16. Les grosseurs que nous employons sont au nombre de 4, que nous dénommons ainsi : fini solide, correspondant à 6 — moyenne fine, correspondant à 8 — moyenne, correspondant à 12, et grosse, correspondant à 16.

Pour l'intestin, nous employons le fil de lin (fil Charlemagne, n° 200), que nous stérilisons de la même manière que la soie.

Pour préparer les soies aseptiques, on déroule les pièces, on en fait de petits écheveaux noués lâchement, et on les fait bouillir dans l'eau distillée pendant 20 à 25 minutes, pour enlever tout l'apprêt.

Chaque pièce de soie est ensuite enroulée sur tube de verre, long de 10 à 12 centimètres. Pour que la stérilisation soit plus facile à obtenir, il importe qu'il n'y ait qu'une seule épaisseur de soie autour du tube-bobine.

On introduit ensuite le tube-bobine dans un tube à urine préalablement lavé, séché et stérilisé à l'étuve sèche. On ajoute du sublimé à 2/1000, on bouche à la ouate et on autoclave à 120° pendant une demi-heure.

On enlève alors le bouchon de ouate, qu'on remplace par un bouchon de caoutchouc stérilisé, comme il sera dit plus loin, et on scelle avec une bande de papier.

Bouchons de caoutchouc.

Les bouchons de caoutchouc sont brossés avec une brosse dure pour enlever la poussière et le talc dont ils sont toujours couverts, mis à bouillir dans une solution de permanganate à 5 0/00 pendant une heure pour oxyder l'excès de soufre provenant de la vulcanisation, puis décolorés par le bisulfite de soude et mis de nouveau à bouillir pour chasser l'acide sulfureux. Ils sont ensuite conservés dans l'eau phéniquée à 2 0/0 en attendant l'usage.

Drains et sondes
en caoutchouc rouge.

Les drains et les sondes sont d'abord, comme les bouchons, dans le but d'enlever l'excès de soufre, traités à chaud par une solution à 5 0/00 de permanganate de potasse, décolorés par le bisulfite, brossés à l'intérieur et à l'extérieur, soumis à l'ébullition à l'eau distillée pour chasser l'acide sulfureux, enfermés dans des tubes de longueur proportionnée (pour éviter de les replier, ce qui produit une cassure), que l'on remplit d'eau phéniquée à 2 0/0 et autoclavés avec les mêmes précautions que la soie.

Préparation des crins.

Les crins de Florence que l'on choisit longs de 35 à 38 centimètres, assez gros et de calibre uniforme, sont d'abord dégraissés à l'éther, maintenus dans l'eau distillée bouillante pendant 15 à 20 minutes, puis placés dans des tubes en verre que l'on remplit ensuite de sublimé à 1/1000, qu'on bouche avec de la ouate et qu'on autoclave à 120° pendant une demi-heure. On remplace ensuite le bouchon d'ouate par un bouchon de caoutchouc stérilisé comme il a été dit.

Préparation des catguts.

Nous avons adopté la stérilisation à l'étuve sèche, d'après la méthode de Reverdin légèrement modifiée.

Les catguts livrés par la boyauderie sont plongés dans l'éther pendant vingt-quatre heures à deux ou trois reprises différentes, jusqu'à ce que l'éther versé sur un papier à filtrer ne laisse plus de taches de graisse. On les sort alors, et, après avoir laissé sécher à l'air libre, ils sont portés très lentement à 100° dans l'étuve sèche pour enlever toute trace d'humidité, et on les laisse dans l'étuve. Le lendemain on chauffe de nouveau graduellement jusqu'à 150°, température qu'on maintient pendant une heure. En prenant cette précaution, on est sûr que le catgut ne devient pas cassant tout en étant complètement sec. C'est alors seulement qu'on l'enroule sur des baguettes de verre assez longues pour n'avoir qu'une seule épaisseur de catgut. On introduit ces baguettes dans des tubes à essai préalablement lavés à l'eau régale, en ayant soin de mettre au fond du tube un petit tampon de coton pour éviter la rupture de l'éprouvette, et on recouvre de même d'un petit tampon de coton. On porte de nouveau à l'étuve pendant une heure à 150° et on laisse refroidir. On couvre alors les tubes d'un petit capuchon de caoutchouc destiné à assurer la fermeture complète de ce milieu aseptique absolu.

Dans le but de détruire sûrement les spores qui auraient pu résister aux deux premiers traitements, on remet huit ou dix jours après les catguts tout terminés à l'étuve avec les mêmes précautions. Nous préparons les catguts chromiques peu résorbables en les faisant macérer (après passage dans l'éther) dans une solution d'acide chromique à 2 0/0 pendant quarante-huit heures.

Vérification des autoclaves.

Pour mettre en marche l'autoclave, on commence par verser deux litres d'eau bouillie dans la chaudière ; on y place dans le panier métallique les objets à stériliser, on place le couvercle de l'appareil et on serre les boulons. On allume ensuite le gaz en laissant ouvert le robinet de la chaudière. Quand on voit un jet de vapeur bien fourni s'échapper du robinet, on ferme celui-ci. Quelques minutes après, on ouvre encore le robinet pendant un instant très court et on recommence ensuite cette manœuvre une seconde fois. On est certain alors d'avoir chassé tout l'air et on peut dès lors considérer comme exactes

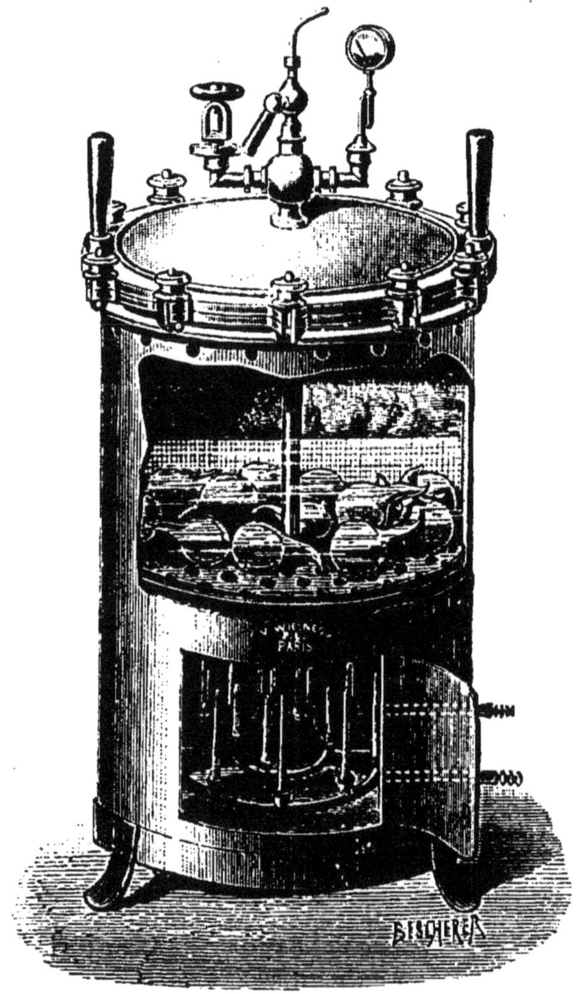

Fig. 18. — Autoclave de Chamberland.

les indications du manomètre relatives à la température. On maintient la température pendant une heure entre 120 et 130°, puis on laisse refroidir l'appareil.

A l'exemple de Terrier, pour vérifier si la température a été suffisante, je place au centre des compresses des tubes à urine contenant de l'acide benzoïque additionné de 5 0/0 de vert brillant. Ce mélange à froid est presque blanc; il ne fond qu'à 120° et prend alors une couleur vert foncé.

CHAPITRE IX

Conditions que doit remplir un service de chirurgie.

A. — Pavillons et salles de malades.

D'après Terrier (1) et Quénu (2), un service de

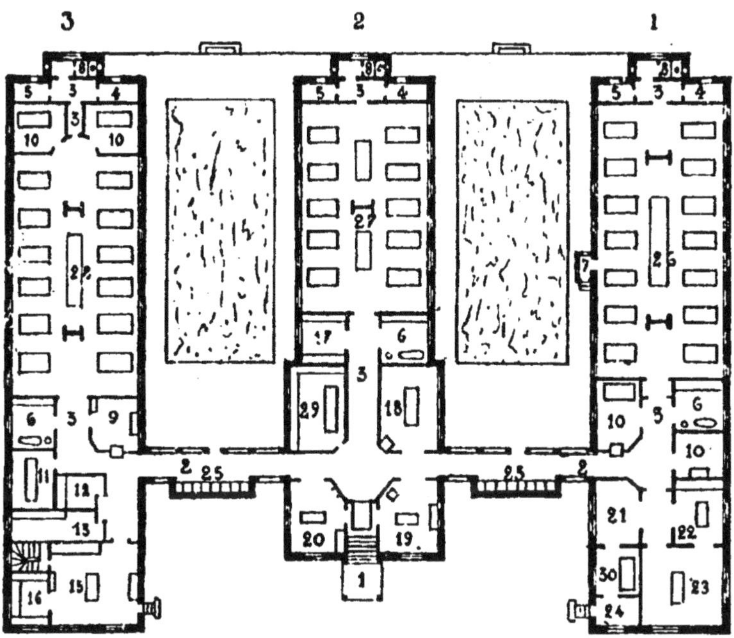

Fig. 19. — Plan du service des femmes de M. Quénu.

(1) TERRIER. Asepsie en chirurgie (*Revue de Chirurgie*, 1894-1895).

(2) QUÉNU. Ameublement d'un service de chirurgie (*Revue de Chirurgie*, 1894).

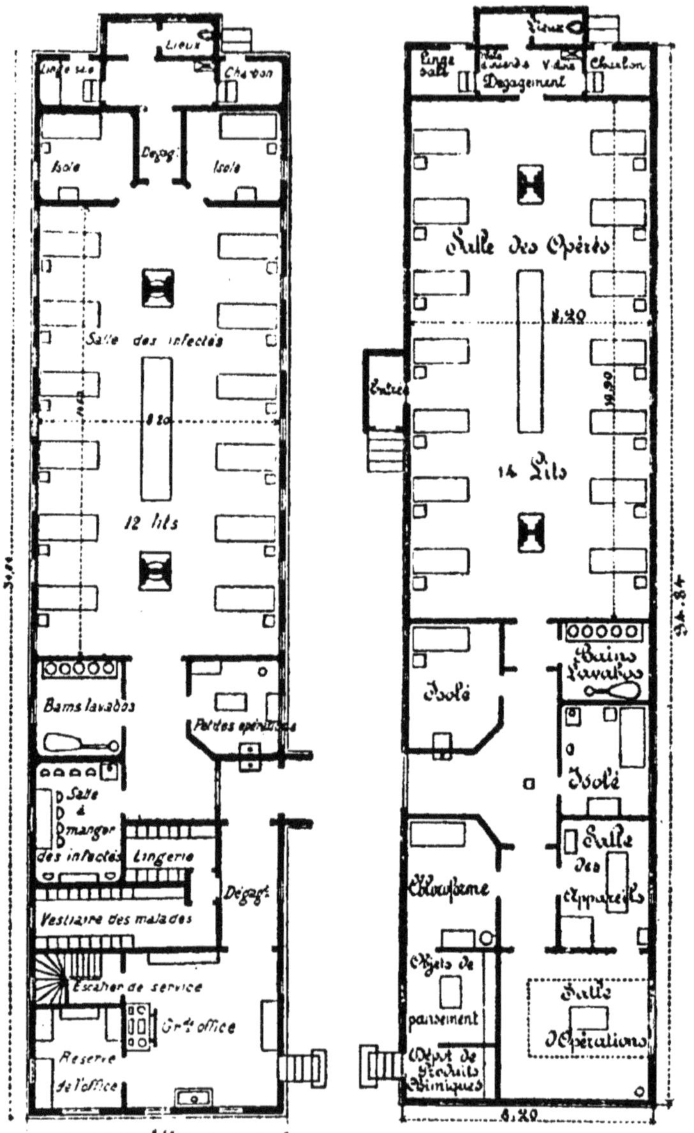

Fig. 20. — Salle des infectés (service de M. Quénu).

Fig. 21. — Salle des aseptiques (service de M. Quénu).

chirurgie doit se composer de trois pavillons distincts réservés, l'un aux malades aseptiques, l'autre

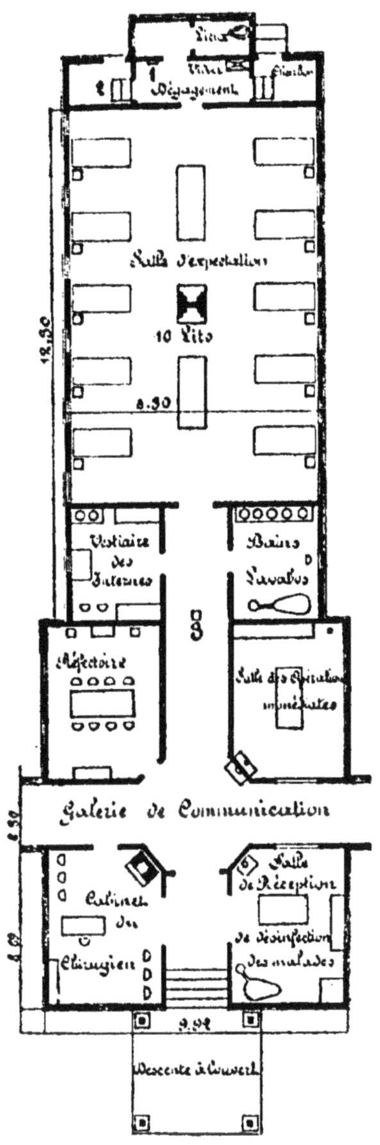

Fig. 22. — Salle des douteux (service de M. Quénu).

aux malades septiques, la troisième aux douteux.
Pour ne pas multiplier à l'excès le nombre des

pavillons, je supprimerais volontiers le service des
douteux, et je diviserais le service en deux sections,
l'une destiné aux septiques et l'autre aux aseptiques.

Chaque section sera composée d'une salle d'hom-

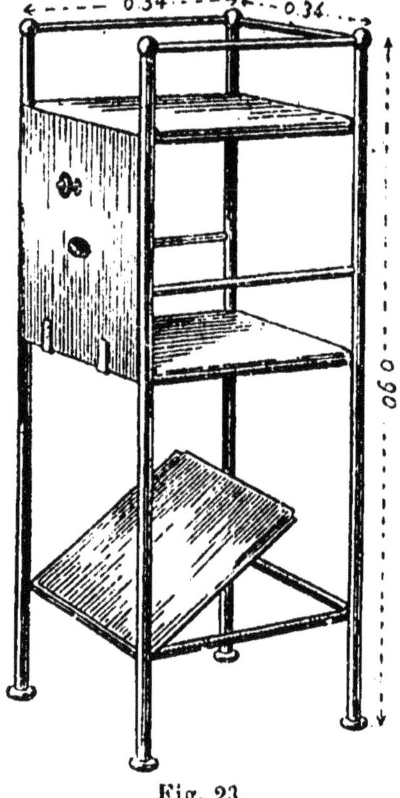

Fig. 23.

mes et d'une salle de femmes séparées par la salle
d'opération avec ses dépendances et par les services
généraux.

A mon avis, chaque section se composerait de
quatre pavillons réunis ensemble en forme de croix
latine.

Deux de ces pavillons contiennent les salles de malades (environ 10 à 20 lits dans chaque salle). Aux extrémités de ces salles, on trouve une petite pièce

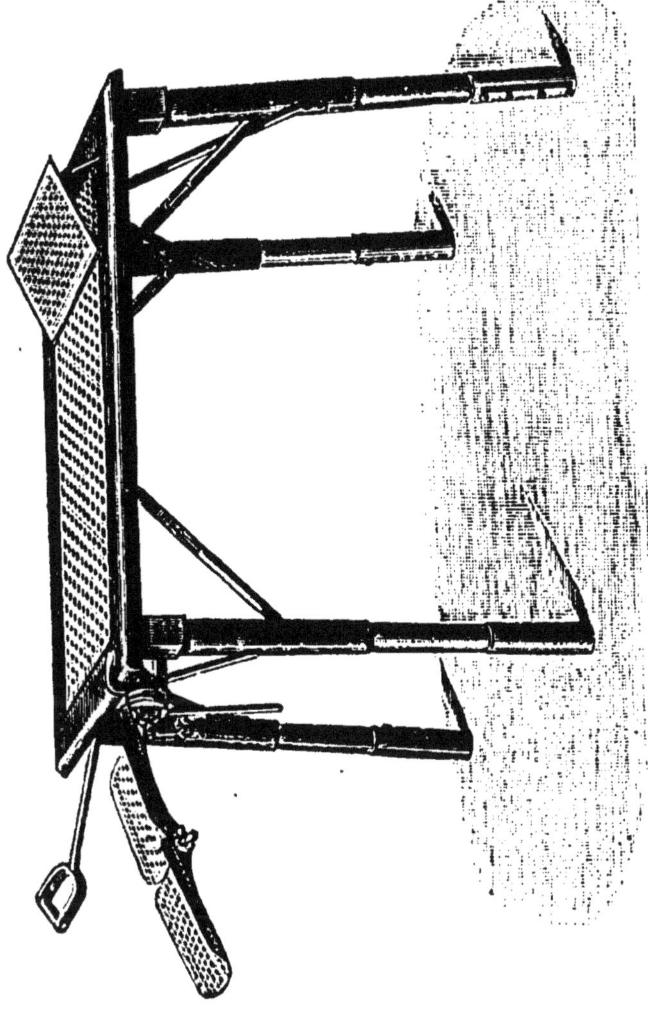

Fig. 24. — Table d'opérations de Terrillon.

pour le linge à blanchir et les cabinets d'aisances.

Le cabinet de la surveillante est situé au centre du service, de façon à lui permettre de surveiller en même temps les deux salles.

Les deux autres pavillons sont réservés l'un au service des opérations; il contient la salle d'opéra-

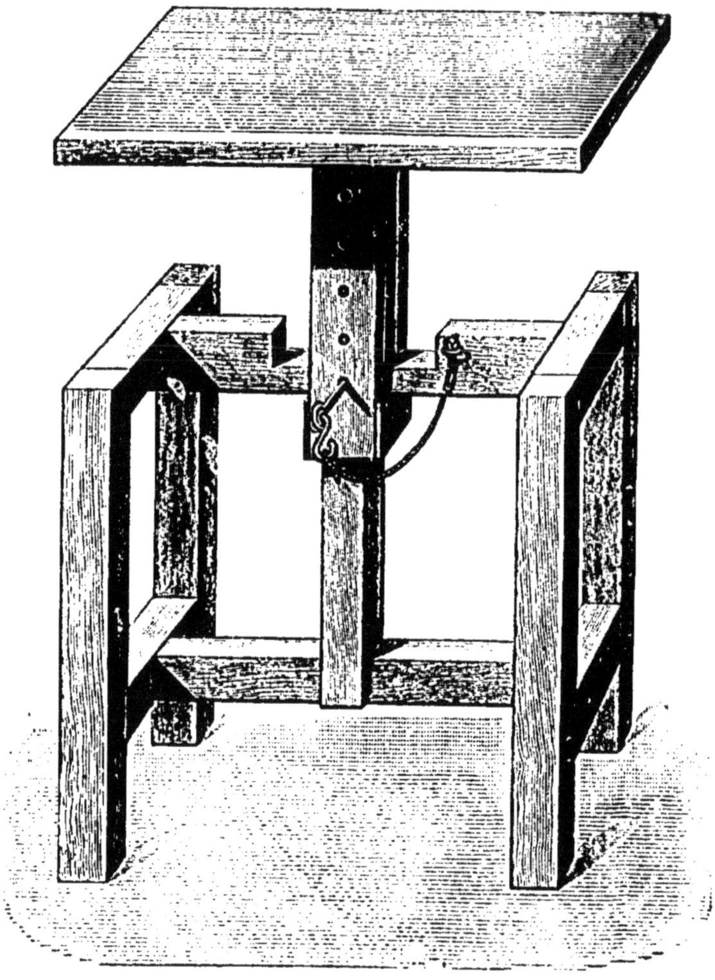

Fig. 25. — Table à instruments de Terrillon.

tion, celle de chloroformisation, deux chambres d'isolement à deux lits, une pièce pour les pansements et solutions antiseptiques et une autre pour les appareils (gouttières, attelles, etc.).

Le quatrième pavillon contient les services généraux : un vestibule avec porte-manteaux pour les élèves, le cabinet du chirurgien, l'office, la lingerie, le réfectoire-bibliothèque, la salle de bains, le laboratoire, le musée des moulages et photographies.

Les salles de malades seront dallées et munies de rigoles pour l'écoulement des eaux ; on les lavera chaque matin.

Les murs seront blanchis à la chaux et badigeonnés au lait de chaux, c'est-à-dire très économiquement, aussi souvent qu'il en sera besoin.

Les sommiers seront tout en fer (Herbet), les lits privés de rideaux, les tables de nuit aussi simples que possible (modèle Bedonet).

Au milieu de la salle, au lieu d'un comptoir fermé, on placera une grande table à deux étages qui supportera les objets indispensables au service.

Un chariot porteur d'une fontaine, de quelques bocaux, cuvettes et instruments est indispensable pour les pansements aux lits des malades.

B. — Salle d'opérations.

La salle d'opérations est placée entre la salle de stérilisation et celle de chloroformisation avec lesquelles elle communique.

Elle ouvre sur un grand corridor par lequel on amène les malades.

Elle est éclairée du côté nord par une grande baie vitrée fournissant le jour d'en haut et horizontalement.

Les angles de la pièce sont arrondis. Le sol est dallé avec rigoles et conduits d'écoulement siphoïdes.

Les murs sont lisses, garnis de carreaux de faïence.

Le chauffage est obtenu au moyen d'une cheminée à gaz débouchant à l'extérieur ses produits de combustion.

L'éclairage est électrique avec lampes portatives.

Quelques rayons de terre, fixés aux murs, supportent quelques objets indispensables, bocaux d'éponges, tubes à drains, soies, sérum artificiel, solutions antiseptiques, boîtes d'instruments. Les tablettes ne doivent pas toucher le mur, on supprimera ainsi un sinus difficile à nettoyer. Les rayons ne seront pas placés au-dessus du rayon visuel; ils seront ainsi plus faciles à surveiller.

Le mobilier consiste en une table opératoire, un plan incliné, une table à chloroforme, une table à instruments, une autre pour l'aide principal (éponges et compresses); une table encore, pour la toilette des mains, supportera quatre cuvettes, les brosses à ongles et cure-ongles, les marmites d'eau bouillie. Les eaux sales seront versées dans des seaux de toilette.

Ajoutons enfin un réchaud à gaz avec une poissonnière, destinée à fournir l'eau bouillante pour la stérilisation de quelques instruments au cours de l'opération.

La salle de stérilisation contient un chauffe-linge, deux étuves sèches, deux autoclaves, plusieurs réchauds à gaz et marmites pour fournir l'eau bouillie en quantité suffisante.

La salle de chloroformisation ne contient qu'un chariot roulant et la table à chloroforme.

Fonctionnement général
des opérations.

Il est indispensable de réduire au minimum le nombre des personnes qui concourent à une opération. A l'exception du chirurgien et d'un aide direct, personne ne touche à la plaie ni aux instruments, éponges, soies, drains ou objets de pansement.

Le panseur retire de l'étuve le plateau dans lequel il range les instruments. Il verse de l'alcool et l'enflamme. Quand l'alcool est consommé, on couvre les instruments avec une compresse stérilisée.

Un aide, toujours le même, chloroformise la malade. Pendant ce temps, le chirurgien et deux internes se lavent les mains; un des deux internes savonne la malade, et l'autre aide directement à l'opération.

Toilette de la malade. — La veille, la malade a été savonnée sur tout le corps, rasée et pansée avec des compresses humides au sublimé.

Avant l'opération, un des internes savonne et brosse la malade, éverse l'ombilic avec des pinces de Kocher, puis essuie à la ouate pour sécher; il lave ensuite à l'éther, alcool au sublimé à 2/1000, sublimé aqueux à 1/1000.

On dispose alors les compresses antiseptiques autour du champ opératoire et l'opération commence.

Le chirurgien prend lui-même les instruments dans le plateau, l'aide se charge des éponges et des soies.

Toutes les cuvettes sont stérilisées au Poupinel à 150° avant chaque opération.

Si, pendant l'opération, un instrument tombe à terre, on le ramasse et on le lave, l'essuie et on le met à bouillir pendant 10 minutes dans le benzoate de soude à 2 0/0.

Enfin, nous avons de grands bassins en fonte émaillée pour recevoir les pansements; de cette façon, les objets antiseptiques ne sont jamais en contact avec des récipients souillés par les opérations antérieures.

Pendant l'opération, le panseur range dans le plateau les instruments en désordre (avec une pince stérilisée); à un moment donné, lorsque l'eau teintée de sang devient trouble, il vide le plateau et remet du liquide propre.

Pour les sutures, l'interne en pharmacie débouche le tube des crins autoclavés, les tire un à un avec une pince stérilisée, et les présente à l'aide direct qui les accroche à l'aiguille de Lamblin.

L'opérateur fait le pansement lui-même; l'interne en pharmacie déroule, avec une pince stérilisée, la gaze iodoformée enveloppée dans un papier stérilisé; le chirurgien la coupe avec une pince et des ciseaux, sans y mettre les doigts, et l'applique sur la plaie. Il place par-dessus la ouate stérilisée à l'étuve sèche, puis une couche de ouate ordinaire et un bandage de corps.

Organisation des pansements.

A. — Pansements gynécologiques.

Les pansements gynécologiques sont faits par l'interne.

Pour éviter d'infecter les malades, on fait les injections vaginales avec l'injecteur des pansements, sur lequel on adapte une canule articulée, stérilisée.

Nous avons dans une boîte en cuivre les instruments stérilisés nécessaires aux pansements, pinces à pansement, pinces-érignes, sondes de femme, hystéromètre, dilatateur, spéculum Cusco. Cette boîte contient encore la paire d'écarteurs vaginaux stérilisés. Pour chaque malade, on prend une paire d'écarteurs propres, puis on la met de côté après le pansement pour la stériliser de nouveau à l'étuve.

Lorsqu'on n'a pas assez d'écarteurs, on les lave, on les essuie et on les fait bouillir un quart d'heure dans le benzoate de soude à 2 0/0.

B. — Pansements ordinaires.

Les pansements des opérés sont faits pendant les huit premiers jours par l'interne qui prend toutes les précautions convenables ; les autres pansements sont confiés aux externes. Il est très difficile d'amener ces jeunes gens à observer constamment les règles de l'antisepsie : cela tient au nombre considérable de pansements et à la manière défectueuse dont ils sont aidés par les infirmiers toujours insuffisants comme nombre.

Voici les habitudes que nous avons établies dans le service : chaque matin, la surveillante dépose au milieu de la salle, sur la table à pansements, une boîte en cuivre qui contient 30 pinces hémostatiques, 12 pinces à disséquer et 4 paires de forts ciseaux. Ces instruments sont étuvés tous les jours.

Pour chaque pansement, l'externe prend, dans la boîte en cuivre, une pince hémostatique et une pince à disséquer stérilisées avec lesquelles il fait son pansement. Lorsqu'il a fini, on nettoie les instruments et on les fait bouillir dix minutes dans le bouilleur de Bedonet (fig. 23).

A la fin de la visite, la surveillante nettoie les instruments sales et les étuve pour le lendemain.

La gaze aseptique, coupée d'avance, est conservée dans des boîtes en fer-blanc; une pince et des ciseaux propres restent à demeure dans cette boîte pour saisir la gaze et la découper, s'il y a lieu.

Nous avons encore introduit l'usage de grandes bassines en fer émaillé pour recevoir les pansements sales ; cette précaution évite que l'on ne souille les cuvettes à pansements.

CHAPITRE X

Généralités sur l'emploi du matériel chirurgical, du drainage et des objets de pausement.

Ligatures et sutures.

Pour les ligatures des vaisseaux, la soie nous paraît supérieure au catgut : nous sommes, sur ce point, d'accord avec Terrier, Quénu et Bouilly. Le catgut est en effet difficile à stériliser autrement que par la chaleur sèche, bien inférieure à l'autoclave comme procédé de stérilisation. Cette préparation est particulièrement délicate, le catgut pouvant être insuffisamment stérilisé, ou devenir cassant selon qu'on l'a porté à une température plus ou moins élevée ; il peut devenir trop rigide ou ramolli comme s'il était cuit à l'eau ; il peut encore se résorber trop vite ou trop lentement.

Au contraire, la soie est très facile à stériliser à l'autoclave, elle est très résistante et parfaitement tolérée par l'organisme.

Pour les gros pédicules abdominaux, pour les sutures intestinales, la soie est bien préférable au catgut. Enfin la soie est plus souple et plus maniable.

Pour les sutures cutanées, nous préférons le crin de Florence dont la substance est lisse et imputrescible, ce qui explique pourquoi les sutures au crin n'ulcèrent pas la peau, à l'inverse de la soie qui, poreuse et irrègulière, cultive les germes atmosphériques dans ses anfractuosités remplies de sang ou de matières organiques. Ce sont ces germes qui ulcèrent les tissus et non pas la soie.

Les sutures cutanées au catgut n'ont qu'un avantage, c'est qu'on n'est pas obligé de les enlever puisqu'elles se résorbent spontanément; elles permettent donc des pansements rares. Remarquons cependant qu'un pansement ne reste guère plus de huit jours sans avoir besoin d'être renouvelé; dans ce cas, le catgut n'a aucun avantage. Si le pansement reste plusieurs semaines en place, les crins y peuvent aussi rester sans aucun inconvénient, car ils restent en place pendant un temps considérable sans provoquer aucun accident.

Il ne reste donc plus au catgut aucune supériorité sur les crins de Florence.

Quant au fil d'argent, nous ne l'employons guère que pour les périnéorraphies (voir *Périnéorraphie*).

Dans le vagin, nous employons le catgut pour les sutures, de préférence aux autres fils, à cause de la difficulté qu'on éprouve à enlever les sutures qui ne se résorbent pas.

C'est encore pour la même raison que nous suturons au catgut les phimosis, pour lesquels l'ablation des fils serait difficile et douloureuse.

Du drainage dans les opérations sur les membres (1).

Depuis les travaux de MOLLIÈRE (*Congrès de chirurgie*, 1888), de TRÉLAT (*Société de chirurgie*, 1889), de

(1) Voir les chapitres consacrés à la laparotomie et à l'hystérectomie pour la question du drainage du péritoine.

Bœckel (*Académie de médecine*, 1889), de l'un de nous (Chaput, De la réunion sans drainage. *Semaine médicale*, 1889), il est devenu classique de supprimer le drainage pour les opérations en tissus sains, car le drain est inutile et dangereux.

Dangereux, il l'est en favorisant les inoculations secondaires au moment du pansement, ou si le pansement se dérange; il est encore inutile, si l'on a pris la précaution d'éviter de laver les plaies avec des antiseptiques forts. Ceux-ci provoquent un suintement séreux abondant qui rend le drain indispensable, et leur emploi présente, d'ailleurs, de grands inconvénients et peu d'avantages.

Non seulement les antiseptiques forts exposent aux accidents d'intoxication générale, mais ils déterminent encore à la surface des plaies une nécrose superficielle qui favorise le développement des germes; ils provoquent en outre un suintement séreux abondant qui n'est qu'un phénomène anormal. Bien plus, le drain n'empêche pas l'infection opératoire quand les instruments sont mal désinfectés; il atténue la gravité de l'infection, mais ne la supprime pas; nous connaissons des observations dans lesquelles l'infection grave s'est produite malgré les lavages antiseptiques et malgré le drainage.

Qu'une pince hémostatique imprime profondément ses mors souillés dans un muscle, et l'on comprendra facilement qu'un simple lavage de surface ne peut désinfecter ces tissus infectés dans leur épaisseur.

Le chirurgien supprimera donc le drainage toutes les fois qu'il sera sûr de son antisepsie, et toutes les fois qu'il pourra éviter de laisser derrière les sutures une cavité où s'accumulent et stagnent le sang et la sérosité. On sait que la stagnation de liquides favorise l'infection par les microbes atmosphériques déposés sur la plaie au cours de l'opération.

C'est dire que nous n'acceptons pas le pansement de Schede sous coagulum sanguin: cette pratique, qui consiste à laisser accumuler des caillots dans les plaies pour faciliter les phénomènes de réparation, nous paraît des plus dangereuses.

Lorsque l'antisepsie a été défectueuse, lorsque la plaie comporte des surfaces très anfractueuses et très étendues, et surtout lorsqu'on ne peut par des sutures supprimer une cavité opératoire, il est indiqué de drainer. On emploiera soit le drain autoclavé, soit une mèche de gaze aseptique.

Les drainages en tissus sains seront laissés 48 heures; au bout de ce temps, on supprimera le drain ou la mèche.

Il est indispensable que le drainage ne reste pas en place plus de deux jours; s'il restait davantage, les germes qui vivent dans le pansement infecteraient les ligatures, ce qui provoquerait des fistules interminables.

Emploi des objets de pansement.

La plupart des chirurgiens parisiens emploient pour leurs pansements de la gaze antiseptique, de la ouate hydrophile stérilisée, une couche de ouate ordinaire, le tout fixé par une bande ou un bandage de corps.

La ouate hydrophile est destinée à absorber les sécrétions et à maintenir la plaie à l'état sec; la ouate ordinaire qui ne se laisse pas imbiber empêche l'infection de la ouate hydrophile lorsqu'elle est mouillée, sans s'opposer à l'évaporation des liquides.

Aussitôt que la ouate est mouillée, elle cesse de filtrer les microbes, qui ne tardent pas à pulluler dans son épaisseur et à gagner la plaie ; on changera donc les pansements toutes les fois qu'ils seront traversés par les sécrétions.

Pour tous les pansements, je n'emploie que la gaze aseptique que je fais préparer dans le service. On emploie de la gaze hydrophile, c'est-à-dire dépourvue d'empois ; on la taille et on la plie de manière à obtenir des dimensions convenables ; on la fait bouillir une heure, puis autoclaver, et enfin sécher à l'étuve Poupinel.

DEUXIÈME PARTIE

DES OPÉRATIONS ANTISEPTIQUES

CHAPITRE I

Généralités sur la laparotomie.

Nous ne reviendrons pas sur la désinfection de la
paroi abdominale, celle des mains du chirurgien,
des éponges, soies, crins, etc. Nous voulons seulement donner des détails techniques sur quelques
points spéciaux.

Les *compresses antiseptiques*, entourant le champ
opératoire, peuvent être soit humides (bouillies ou
autoclavées), soit sèches et stérilisées à l'étuve
Poupinel ; ces dernières sont préférables pour les
opérations graves et longues, afin d'éviter le refroidissement des malades.

Nous employons presque toujours *l'incision médiane* qui donne un jour suffisant pour toutes les interventions ou peu s'en faut.

L'incision courbe à concavité supérieure, préconisée
par Bardenheuer et Trendelenburg, donne beaucoup
de sang et expose ultérieurement à l'éventration ;
elle ne facilite pas énormément l'accès dans le bassin. Nous préférerions, en cas de besoin, sectionner
les muscles droits au-dessus du pubis pour nous
donner du jour.

Position de Trendelenburg.

La position inclinée à 45°, dite de Trendelenburg,
est inutile pour les opérations sur l'estomac, le foie,

la rate, l'intestin. Mais pour les organes pelviens, elle est merveilleuse et rend des services incomparables ; il est impossible de s'en passer.

Elle permet de se débarrasser de l'intestin qu'on refoule vers le haut et qu'on recouvre d'une compresse ; elle permet de voir clair, de faire l'hémostase avec une facilité inouïe ; elle a conquis tous les suffrages.

Je la réalise avec le plan incliné du Péraire ou avec la table de Levassort qui est très simple et permet d'obtenir la position horizontale ou inclinée, et la position gynécologique.

Toilette et lavages du péritoine.

Dans les laparotomies aseptiques, nous ne faisons ni lavage ni drainage du péritoine, nous nous contentons d'une toilette rapide avec des éponges montées.

Quand il n'est tombé dans le péritoine qu'une petite quantité de pus (100 grammes environ), nous préférons l'étancher avec des éponges plutôt que de le diffuser par les lavages.

Nous ne faisons le lavage du péritoine que lorsqu'il est tombé des masses sphacélées ou de pus dans le péritoine ; nous irriguons alors à l'eau bouillie avec le laveur de Tarnier, jusqu'à ce que le liquide sorte tout à fait propre. On absorbe le liquide avec des éponges, jusqu'à l'assèchement complet.

Drainage.

Nous n'employons pas le drainage en règle générale pour les laparotomies, sauf dans les cas suivants :

1° Nous drainons quand il y a du pus épanché dans le péritoine.

2° Lorsqu'il y a hémorragie, nous plaçons dans le bassin une mèche de gaze aseptique qui produit l'hémostase très efficacement, par un procédé mécanique, en facilitant la formation de caillots hémostatiques.

3° Il est encore utile de drainer quand on laisse dans le péritoine de larges surfaces cruentées, dénudées, avec des décollements profonds pour éviter l'accumulation de caillots et de liquides putréfiables dans une cavité qu'on ne peut supprimer par des sutures comme pour les plaies des membres.

Nous n'employons pas les drains en métal, ni en verre. Nous préférons la gaze aseptique, soit employée seule, soit entourant de gros drains de caoutchouc.

Cette gaze est antiseptique, hémostatique, et permet, grâce à la capillarité, une évacuation assez facile des liquides; elle détermine aussi la formation rapide d'adhérences protectrices qui isolent le foyer infecté.

Son plus grand avantage est de ne pas exposer à l'infection secondaire comme les tubes à calibre béant; sa structure serrée, l'incorporation de dermatol et le courant des liquides qu'elle évacue protègent parfaitement contre l'immigration des germes qui pullulent autour des foyers qui suintent.

Drainage abdomino-vaginal complet et incomplet.

L'un de nous (1) a imaginé de remplacer le drai-

(1) Voir CHAPUT. Traitement consécutif de l'hystérectomie

nage ordinaire du péritoine par un gros drain qui, passant à travers la paroi abdominale et le péritoine, s'arrête au milieu du vagin. Ce tube est arrêté au ras de la peau de l'abdomen par une épingle anglaise; à son extrémité vaginale il est fixé par deux pinces hémotastiques qui n'oblitèrent nullement son calibre (drainage abdomino-vaginal complet).

Ce drain permet de faire très facilement des lavages du péritoine et du petit bassin; il suffit pour cela d'adapter la canule d'un laveur de Tarnier à l'orifice abdominal du drain; le liquide parcourt le tube, s'épanche dans le péritoine, puis dans le vagin, et s'écoule enfin au dehors le long des pinces hémostatiques.

Les lavages faits à l'eau salée n'intoxiquent pas, ils balaient le péritoine et le désinfectent parfaitement; il suffit de faire quatre lavages par 24 heures.

Dans l'intervalle, on cache l'extrémité supérieure du tube sous un pansement aseptique et l'on met à l'entrée du vagin une mèche iodoformée.

Si des accidents fébriles persistaient malgré les lavages, rien de plus simple que d'établir l'irrigation continue avec notre dispositif.

Il y a quatre manières de faire passer le tube par le vagin : 1° Le cas le plus simple, c'est celui de l'ablation totale de l'utérus par la voie abominale ou vaginale; le passage du drain se fait tout simplement par l'orifice supérieur du vagin. La question du drainage abdomino-vaginal est d'ailleurs traitée spécialement au chapitre consacré à l'hystérectomie vaginale.

vaginale par les lavages de haut en bas au moyen d'un tube abdomino-vaginal. *Semaine médicale*, 31 août 1892.

2° Dans une laparotomie pour salpingite nécessitant le drainage, nous conseillons de faire passer le tube à travers le cul-de-sac vaginal postérieur qu'il est facile de crever à l'aide d'une grosse pince introduite par le vagin.

3° Si le drainage paraît nécessaire à la suite d'une hystérectomie supra-vaginale, on peut faire passer le drain par le cul-de-sac vaginal; mais on pourrait aussi, pour mieux désinfecter le pédicule, le sectionner sur la ligne médiane dans toute son épaisseur et toute sa hauteur, en ouvrant le vagin en avant et en arrière; le drain passerait entre les deux segments du col utérin (1). Bien entendu, les deux moitiés du pédicule seraient traitées chacune comme un pédicule unique. On peut encore exciser la paroi antérieure du col utérin dans toute sa hauteur et placer le tube dans la gouttière utérine, jusque dans le vagin.

4° Lorsqu'on a soudé une poche kystique à la paroi abdominale, on peut, à l'exemple de Terrillon, faire passer le tube dans le vagin à travers la paroi inférieure du kyste. (TERRILLON, *Leçons de clinique chirurgicale*. Paris, Doin, 1888.)

Drainage abdominal par le vagin.

Dans le drainage abdominal par le vagin, le tube s'arrête dans le cul-de-sac de Douglas, au lieu de traverser le péritoine et la paroi abdominale, comme nous le conseillons. Cette ancienne manière de procéder est moins satisfaisante que la nôtre, en ce

(1) CHAPUT. Société de gynécologie, décembre 1892.

sens qu'elle ne permet pas de faire des lavages dans
de bonnes conditions.

Suture de la paroi abdominale.

Terrillon faisait très simplement la suture de la
paroi, avec une technique originale et personnelle.
Comme fils il employait les crins de Florence ; comme
aiguille, celle de Lamblin, très simple, dépourvue
de rainures à l'inverse de celle de Reverdin, et
facile à nettoyer et à stériliser.

La suture de Terrillon s'exécute de la manière
suivante : on traverse avec l'aiguille, d'abord la peau
à quelques millimètres de la plaie, puis l'aponévrose,
le muscle droit, et enfin le péritoine ; mais, au lieu de
traverser le péritoine à un ou deux centimètres du
bord comme le font la plupart des auteurs, Terrillon ne prend que quelques millimètres de cette
séreuse.

Voici l'utilité de cette précaution : quand on prend
le péritoine largement dans la suture, il se soude à
lui-même au niveau du fil ; mais, dans l'intervalle
des points, la séreuse s'interpose sans se souder
entre les lèvres de la paroi, et forme ainsi de petites
hernies en miniature qui sont des amorces pour
l'éventration ultérieure. Au contraire, en prenant
très peu du péritoine, il ne peut s'interposer entre
les bords des muscles droits. De fait, les éventrations
sont très rares chez nos malades, et, chez plusieurs
femmes ayant subi une deuxième laparotomie, nous
avons constaté une cicatrice épaisse, résistante,
presque ligneuse.

D'autres auteurs (Pozzi) préconisent la suture à
étages. Avec un fil continu de catgut, on suture le

péritoine ; avec un second fil continu, suture de l'aponévrose ; on termine par une suture de la peau au crin de Florence.

Cette méthode est longue et présente encore d'autres inconvénients : s'il survient de la suppuration de la paroi, l'infection se propage au loin le long des fils qui servent de conducteurs ; les fils infectés ne se résorbent plus et mettent parfois des mois à s'éliminer ; enfin, si un des fils continus cède, toute la hauteur de la plaie devient béante.

Lorsque les parois abdominales sont très difficiles à amener au contact, les crins de Florence peuvent casser à l'occasion d'un vomissement, d'un accès de toux ; en pareil cas, j'emploie une suture profonde à la soie ou au catgut chromique, comprenant l'aponévrose, les muscles droits et le péritoine. La peau est ensuite suturée aux crins de Florence ou au catgut non chronique.

Traitement consécutif de la laparotomie.

Le pansement reste en place jusqu'au huitième jour quand il n'y a pas de drainage. A ce moment, on enlève les sutures et on redescend la malade à la salle commune où elle reste jusqu'au commencement de la quatrième semaine, époque à laquelle on l'envoie au Vésinet avec une ceinture hypogastrique.

Quand on a mis une mèche de gaze, on ne l'enlève qu'au bout de 48 heures. Avant cette date, on ne touche pas au pansement, à moins qu'il ne soit traversé par les liquides ; dans ce cas, on change seulement la ouate.

Quand on enlève la mèche — ce qui, en général, est très douloureux à cause des adhérences qu'elle prend avec les intestins et avec la paroi—on lave à l'alcool la peau environnante pour éviter l'infection du trajet, et on panse à plat avec de la gaze aseptique.

Quand on a suturé à la paroi une poche qu'on ne pouvait extirper, il faut des soins très minutieux pour empêcher l'infection de s'y développer. Il faut faire chaque jour de grands lavages de la cavité à l'eau bouillie et la bourrer d'iodoforme ou de salol. Au besoin, on peut, comme nous le disions plus haut, traverser de part en part la poche avec un tube pénétrant dans le vagin et qui servirait à faire des lavages de haut en bas.

Hygiène.

Le jour de l'opération, la malade ne prend rien jusqu'à 6 heures du soir. On lui donne pour sa nuit un seul verre de grog, thé, vin blanc ou champagne.

Le lendemain nous lui donnons 5 verres de liquide pour ses 24 heures; dans l'après-midi, on lui administre un lavement à la glycérine. Le sur-lendemain, au matin, elle prend 60 centigrammes de calomel ou un verre d'eau de Sedlitz. A partir du moment où la malade a rendu son purgatif, on l'alimente comme une personne normale, en surveillant son hygiène. Les malades boiront peu, elles mange-ront peu de viande et ne boiront pas de vin pur.ni de liqueurs ; on leur donnera chaque jour un lave-ment évacuant.

Fièvre.

Tant que la malade n'a pas été largement à la selle, elle est souffrante, mal à l'aise, parfois la température monte à 38 ou 39° ; mais on ne s'inquiétera pas si le faciès reste bon et le pouls plein et lent.

Les règles provoquent aussi de la fièvre, mais seulement la veille de leur apparition.

La fièvre peut encore être provoquée par une nuit d'insomnie, par l'émotion (visite prolongée des parents), par une intoxication iodoformée, un abcès des parois, par les caustiques forts (application d'un crayon de chlorure de zinc dans l'utérus). Dans tous ces cas, le faciès reste bon, la langue humide, le ventre plat, le pouls plein et peu fréquent. Ces signes manquent dans la septicémie péritonéale, à laquelle il faut d'abord penser quand on voit la température s'élever.

Péritonite.

Lorsqu'il y a infection péritonéale, le soir même de l'opération la température monte à 38°2 ou 38°5, le lendemain à 39° le matin, à 40° le soir. Cette ascension en ligne droite est typique et caractéristique de la péritonite septique. En même temps le faciès est grippé, le pouls, petit et rapide, dépasse 130 pulsations, la langue est sèche, la respiration est rapide avec sensation d'étouffement. Les vomissements sont inconstants ; la constipation fréquente peut être remplacée par une diarrhée fétide.

Le traitement chirurgical de la péritonite post-opératoire n'a pas donné grand'chose jusqu'ici ; nombre d'auteurs conseillent d'enlever quelques sutures, de faire le lavage du péritoine et d'y placer un gros drain ; mais nous ne connaissons que des succès très rares et toujours isolés.

Nous pensons qu'on devrait essayer le drainage

abdomino-vaginal par le cul-de-sac postérieur avec lavages fréquents ou irrigation continue; mais l'expérience n'a pas encore été tentée dans ce sens.

Traitement des abcès de la paroi.

Quand la plaie abdominale suppure, il est indiqué d'enlever un ou deux fils, de laver l'abcès au formol, puis d'en badigeonner les parois à la teinture d'iode. On bourre la cavité à la gaze dermatolée et on laisse guérir par bourgeonnement. S'il existe des décollements étendus, on fera des incisions pour drainer les points stagnants.

Les abcès qui viennent saillir à la paroi sont quelquefois partis du péritoine; ce sont des infections atténuées, bientôt cloisonnées par des adhérences; d'autres fois il s'agit de fistules stercorales qui résultent d'une dénudation de l'intestin ou du passage d'un ascaride; le traitement différera peu de celui des abcès de la paroi; on facilitera l'écoulement du pus ou des matières, par le placement de drains, on fera un ou deux pansements par jour et on entretiendra le cours des matières par le rectum à l'aide de lavements répétés en cas de fistules stercorales. Ces fistules ne tardent pas à se fermer spontanément en quelques semaines.

Paralysie intestinale.

Lorsque les malades ne peuvent rendre le purgatif donné au troisième jour, on administre d'abord un lavement à la glycérine, puis un autre à l'huile de ricin (40 grammes).

En cas d'insuccès, on donnera une pilule contenant une goutte d'huile de croton.

Si la débâcle n'a pas lieu, on emploiera le lavement électrique de Boudet de Paris.

Enfin, si ce dernier était lui-même impuissant, on n'aurait plus comme ressource dernière qu'à enlever les sutures du ventre, explorer rapidement le bassin, et terminer, soit par le lavage et le drainage du péritoine, si la séreuse est infectée, soit par l'entérotomie s'il s'agit d'une occlusion sans péritonite.

Le plus souvent, il s'agit de paralysie intestinale légère qui cède facilement au lavement purgatif; quand la paralysie est rebelle, il s'agit, dans la majorité des cas, de péritonite septique dont nous connaissons le traitement; quelquefois il existe un obstacle réel au cours des matières : compression de l'intestin par un pédicule utérin, renversé en arrière, ligature étreignant une anse, coudure brusque, torsion de l'intestin, ou étranglement par bride accidentelle (épiploon ou adhérences), auquel cas l'exploration rapide du bassin peut rendre de grands services.

Diarrhée.

La diarrhée des laparotomisées peut être l'expression d'un empoisonnement par le sublimé, elle peut dépendre d'une mauvaise alimentation (boissons trop abondantes, eau malsaine, indigestion). Enfin elle est parfois l'expression d'un état septicémique.

Nous connaissons les précautions à prendre en cas d'empoisonnement hydrargyrique (voir page 23); notre conduite est tracée en cas de septicémie péritonéale ou de suppuration localisée; quant aux diarrhées d'origine alimentaire, on les traite par la suppression de toute alimentation autre que le thé au rhum, et on administre en même temps du diascordium et du bismuth en potion; cette simple précaution suffit presque toujours à enrayer la diarrhée.

Nous recommandons encore de ne pas donner de lavements alimentaires tant que le flux n'est pas arrêté.

Hémorragies.

Les hémorragies surviennent surtout quand une ligature glisse sur un pédicule en éventail, ou quand un vaisseau n'a pas été lié; il y a enfin des hémorragies par suintement, au niveau des vastes surfaces dénudées.

Les hémorragies abondantes s'annoncent par une pâleur extrême, et une syncope avec suppression du pouls qui peut être encore très petit et très rapide.

Lorsqu'on est appelé dans ces conditions, on a le droit de rouvrir le ventre, quoiqu'il soit en général bien difficile de trouver le vaisseau qui saigne; on inspectera d'abord les pédicules et on les liera à nouveau s'il y a lieu. C'est dans cette inspection du bassin que la position du Trendelenburg est particulièrement avantageuse, en débarrassant le bassin des intestins et en facilitant l'éclairage de cette cavité.

Si on n'arrive pas à trouver la source de l'hémorragie, on évacuera les caillots et on placera dans le Douglas une mèche de gaze dermatolée, qui antiseptise le péritoine en même temps qu'elle exercera une action hémostatique énergique.

Il arrive parfois qu'on a les plus grandes peines à

pincer une artère située profondément, parfois même
le pincement est tout à fait impossible. Nous conseil-
lerions en pareil cas la double ligature des deux
hypogastriques et, au besoin, des utéro-ovariennes
au niveau du bord supérieur du ligament large.

Après avoir refermé le ventre, on prendra encore
les précautions suivantes contre l'anémie aiguë : la
malade sera couchée la tête basse, sans oreillers,
avec le bassin élevé pour lutter contre l'anémie céré-
brale ; on placera sur les deux membres inférieurs
une bande de caoutchouc roulée depuis le pied jusqu'à la racine de la cuisse pour refouler le sang péri-
phérique vers les centres ; on fera encore dans les
veines du coude ou la saphène des injections de
sérum physiologique (voir plus loin). Enfin on soutiendra la malade par le champagne, les lavements
alimentaires et les piqûres d'éther ou de caféine.

CHAPITRE II

Opérations de chirurgie générale.

Traitement des plaies aseptiques.

Amputation du sein.

Prenons comme type l'amputation du sein. Nous ne décrirons pas à nouveau la désinfection des mains ni du champ opératoire ; la plaie est étanchée soit avec de vraies éponges, soit avec des tampons stérilisés ou des éponges de gaze.

Quand la tumeur est complètement enlevée et le curage de l'aisselle terminé, nous faisons l'hémostase au catgut, comme nous l'avons dit plus haut.

Les sutures cutanées sont faites au crin de Florence sur deux étages, l'un profond, l'autre superficiel pour achever l'affrontement de la peau.

Nous ne faisons pas de drainage de la plaie mammaire, dont on peut facilement supprimer la cavité par des sutures profondes. Par contre, nous avons continué de drainer la cavité axillaire parce que ses parois rigides ne peuvent être facilement accolées. Nous introduisons jusqu'au fond une mèche de gaze aseptique que nous enlevons après 48 heures.

Traitement des plaies infectées.

Infections non chirurgicales.
Abcès chauds.

Pour le traitement des abcès nous suivons à peu près la doctrine classique formulée par Championnière.

Prenant comme type l'abcès du sein, l'incision est faite très largement dans le sens des canaux galactophores; le pus est évacué. Nous faisons un lavage de la cavité de l'abcès à l'eau bouillie jusqu'à ce que le liquide sorte propre ; puis nous badigeonnons les parois avec des tampons imbibés de teinture d'iode pure, puis de chlorure de zinc au 1/10.

On place alors un tube à drainage debout dans la poche, et on suture l'incision au crin de Florence en ménageant seulement le passage du drain ; celui-ci est coupé au ras et arrêté par une épingle anglaise flambée. On fait un pansement au dermatol qu'on change lorsqu'il est traversé par les sécrétions, quand le malade souffre, ou s'il y a de la fièvre ; sinon on attend le quatrième jour.

On supprime le drain lorsque l'écoulement se réduit à quelques gouttes; cela arrive parfois dès le deuxième pansement.

Infections chirurgicales.

Quelque bien tenu que soit un service, il y a toujours quelques plaies qui peuvent s'infecter si les malades arrachent leurs pansements ou font des imprudences.

La première chose à faire en cas de suppuration, c'est d'enlever les sutures, d'ouvrir largement la plaie et de la déterger avec des éponges montées.

Les décollements sont poursuivis et drainés.

On badigeonne les parois à la teinture d'iode, puis au chlorure de zinc au 1/10, à l'alcool phéniqué au 1/10, enfin on bourre de gaze aseptique et on laisse guérir par bourgeonnement.

Amputations et désarticulations.

Le membre, étant rasé, lavé, savonné, passé à l'éther, alcool et sublimé, est entouré de compresses stérilisées. Un aide comprime l'artère principale du membre, à moins que, faute d'aide, on n'emploie la bande d'Esmarch.

Lorsque le membre est détaché, on fait les ligatures à la soie ou plutôt au catgut.

Lorsque les tissus sont sains, il faut éviter de les laver et procéder immédiatement à la suture des lambeaux.

Lorsque les tissus sont sains, nous faisons constamment des sutures profondes au catgut, sur un ou deux étages, pour enterrer l'os et affronter les muscles. Nous plaçons ensuite sur la peau des sutures au catgut, les unes profondes et les autres superficielles. De cette façon il n'existe pas d'espaces morts où puissent s'accumuler le sang ou les sécrétions et où les microbes puissent se développer en vase clos.

Relativement au drainage, il faut diviser les cas en trois catégories.

Dans le premier cas, les tissus sont sains ; nous

supprimons complètement tout drainage et suturons hermétiquement.

Dans le second cas, les tissus sont douteux (parois d'abcès froids ou chauds comprises dans le moignon). Il faut gratter les parties suspectes à la curette, les badigeonner à la teinture d'iode et au chlorure de zinc au 1/10 et drainer. Le drain sera supprimé au bout de 48 heures s'il n'y a pas de suppuration. S'il survient de l'infection, on enlèvera partie ou totalité des sutures, on badigeonnera avec des antiseptiques forts et on bourrera.

Enfin les tissus peuvent être infectés avant l'opération (amputation de l'épaule avec lambeaux envahis par la septicémie), ou bien les lambeaux sont très douteux comme vitalité (contusions graves avec ecchymoses des lambeaux); le plus simple est de ne pas suturer et de bourrer le moignon de gaze aseptique.

Arthrotomies.

1° Arthrotomies en tissus sains.

Il s'agit surtout de la taille articulaire pour hydarthrose ou pour corps étrangers articulaires.

Nous n'insisterons pas sur les précautions antiseptiques usuelles, mais nous donnerons quelques détails sur la question des lavages articulaires, de la suture et du drainage.

Si l'on a affaire à un corps étranger non compliqué d'hydarthrose et qui se laisse enlever sans difficultés et sans gros traumatisme, on peut se passer de lavage et de drainage et faire une suture au crin, comprenant avec la peau la synoviale, les muscles et les aponévroses.

Mais si l'opération a été pénible, ou s'il y a du liquide dans l'article, on le lavera au formol et on drainera avec un tube de caoutchouc.

Le tube sera laissé pendant 48 heures.

Même suture que plus haut, afin d'éviter une fâcheuse tendance aux luxations de la rotule.

2° Arthrotomie pour arthrite suppurée.

L'incision étant faite avec les précautions requises sur le côté externe de l'articulation, le pus est évacué et on lave à l'eau bouillie pour chasser les caillots fibrineux et les dernières traces de pus.

On asséchera l'article avec des éponges montées, puis on le badigeonnera avec les antiseptiques forts (teinture d'iode, chlorure de zinc au 1/10, solution alcoolique d'acide phénique au 1/10).

On placera un drain transversalement au-dessus de la rotule et un autre verticalement sous la rotule, puis on suturera les incisions pour les rétrécir.

Les drains seront supprimés lorsque l'écoulement purulent sera réduit à quelques gouttes.

On s'abstiendra de tout lavage ultérieur, sauf s'il y a fièvre, pus abondant ou fétide, auquel cas on laverait largement à l'eau phéniquée forte.

Plaies articulaires accidentelles.

PREMIER CAS. — **Plaie nette par instrument tranchant, récente et non infectée.**

Après avoir fait une désinfection sérieuse du champ opératoire, on lave l'article largement au formol ; on place un drain debout dans l'articulation et on suture peau et muscles au crin de Florence. Pansement iodoformé ouaté.

DEUXIÈME CAS. — Plaie contuse ou plaie douteuse, ou plaie datant de plusieurs heures, ou plaie infectée.

Au genou, on ouvrira largement la synoviale par une longue incision verticale du cul-de-sac soustricipital, prolongée le long des bords de la rotule. On devra laver l'article à l'eau phéniquée forte, le badigeonner à la teinture d'iode et au chlorure de zinc à 10 %, puis insuffler du dermatol dans la cavité articulaire, enfin gratter à la curette la plaie des parties molles.

Deux gros drains seront placés debout dans l'article et les incisions rétrécies par des sutures au crin de Florence.

Lorsque l'infection est grave, quand les extrémités articulaires sont nécrosées, les ligaments détruits, et qu'il y a des fusées purulentes au loin (cuisse, creux poplité, mollet), on n'a d'autre ressource que d'amputer immédiatement; on agira de même s'il y a septicémie grave, persistant malgré une désinfection énergique.

TROISIÈME CAS. — Plaies par armes à feu.

En chirurgie de guerre, on appliquera sur le champ de bataille un premier pansement en utilisant plusieurs des paquets réglementaires après avoir lavé l'orifice de la plaie avec de l'alcool. Le membre sera ensuite immobilisé avec des coussins, attelles et courroies.

Arrivé à l'hôpital de campagne, le blessé sera soumis au traitement rationnel.

Le membre étant rasé, savonné, brossé, passé à l'éther, alcool et sublimé, et la plaie entourée de compresses antiseptiques, le chirurgien explore les extrémités osseuses par les mouvements communiqués, les pressions directes et enfin par l'introduction du petit doigt dans la plaie. S'il n'y a ni corps étrangers, ni esquilles détachées, la balle étant enfoncée profondément dans une épiphyse qui n'a pas éclaté, on se contentera de faire l'arthrotomie s'il existe un épanchement articulaire, et on suturera l'incision en laissant un drain debout. On introduira un crayon de dermatol dans le trajet de la balle. Immobilisation dans un Scultet, un plâtre ou une gouttière de Bœckel.

Si le petit doigt constate l'existence de corps étrangers, d'esquilles mobiles, il est indispensable de faire une large incision qui permette : 1° d'évacuer le sang ; 2° d'apprécier les dégâts, d'enlever les esquilles et les corps étrangers, de faire, en un mot, la régularisation de la plaie. Lorsque le fracas est considérable, la régularisation peut comporter des ablations correspondant à une résection typique. Le traitement consécutif serait celui de la résection.

Lorsque les lésions remontent trop loin sur les diaphyses, la conservation est impossible et l'on doit se résoudre à amputer.

En cas de plaie infectée, on se comporterait comme nous l'avons dit à propos des plaies articulaires infectées des parties molles ; on ajouterait à ce traitement l'ablation des esquilles et corps étrangers. Après avoir fait ce traitement énergique, si la température restait encore élevée pendant 48 heures, on sera forcé d'amputer.

Résection du genou.

La résection du genou est une opération délicate au point de vue opératoire, l'hémostase y est difficile et le maintien des os en bonne position est souvent impossible à réaliser avec des malades indociles.

Championnière et J. Bœckel ont considérablement perfectionné la technique de cette opération ; nous avons adopté la plupart des perfectionnements qu'ils ont préconisés.

L'opération peut être faite sans le secours de la bande d'Esmarch.

L'incision cutanée transversale passant au-dessous de la rotule suffit parfaitement pour enlever toutes les fongosités et isoler convenablement les extrémités osseuses. La rotule est d'abord enlevée.

La section des os est difficile à faire correctement. Le fémur doit être saisi d'avant en arrière avec le davier de Farabeuf, dressé verticalement et la scie orientée perpendiculairement à la verticale.

Pour le tibia, on peut parfaitement le scier d'avant en arrière ; quand la section sera faite aux trois quarts, on achèvera le détachement du fragment avec un ciseau de Championnière.

On fait une toilette sérieuse des parties molles ; la suture osseuse est inutile.

Le tendon rotulien est suturé au tendon du triceps ; la peau en excès est réséquée sur une hauteur de 2 à 4 centimètres ; ces précautions assurent la fixité des os et les empêchent de se déplacer.

En général, on n'a que peu de ligatures à faire, parfois même on n'a rien à lier.

Nous conseillons de lier systématiquement les vaisseaux qui saignent après l'ablation des pinces hémostatiques.

Relativement au drainage, les opinions sont partagées : Ollier et Championnière drainent encore, J. Bœckel place aux angles de la plaie des crayons iodoformés qui fondent rapidement, mais qui font office de drain pendant un ou deux jours.

Nous avons adopté le placement d'un drain rigide (en verre, gutta ou étain) en arrière du fémur. Ce drain est enlevé au bout de 48 heures.

L'immobilisation doit être maintenue pendant 50 à 60 jours ; les malades n'auront qu'un simple traversin sous leur tête, et il leur sera défendu de s'asseoir.

Si ces prescriptions ne sont point observées, il peut arriver que le membre se dévie, accident qui nécessite parfois l'amputation secondaire.

Fractures compliquées.

Que les fractures reconnaissent pour cause un traumatisme vulgaire ou un coup de feu, la conduite à tenir reste la même.

Avant d'explorer la fracture, le chirurgien doit se désinfecter les mains soigneusement, puis procéder à la désinfection du membre. La plaie étant obturée par un tampon aseptique, on rase, on savonne le membre, puis on le sèche et on le passe à l'éther, alcool, sublimé. On dispose alors des compresses stérilisées autour du membre et au-dessous de lui, puis on explore la fracture par la pression sur les os, par les mouvements imprimés, et enfin par l'introduction dans la plaie du doigt ou d'une sonde cannelée stérilisée.

Si la plaie est petite, récente, non souillée, sans complication d'épanchement sanguin, ni de corps étrangers, il suffit d'en laver l'orifice avec des antiseptiques forts, puis d'appliquer un pansement antiseptique et d'immobiliser le membre.

Si la plaie est large, souillée, ancienne, compliquée de corps étrangers, de fragments comminutifs ou d'épanchement sanguin, on aborde le foyer de fracture par une ou deux incisions parallèles aux os, et on enlève les corps étrangers, les esquilles; on régularise au besoin d'un trait de scie les surfaces osseuses et on les suture au fil d'argent s'il y a lieu; on fait aussi l'hémostase, puis on badigeonne les tissus avec les antiseptiques forts.

On place un gros drain debout dans la plaie, on rétrécit les incisions par des sutures cutanées, enfin on enveloppe le membre d'un pansement antiseptique.

On immobilisera le membre inférieur avec un appareil de Scultet, un plâtre ou mieux l'attelle de Bœckel ou celle de B. Anger.

Lorsque la plaie est profondément infectée (si la conservation semble encore possible), après avoir enlevé les esquilles et les corps étrangers et fait l'hémostase, on devra gratter tout le foyer à la curette, badigeonner avec les antiseptiques forts, faire des contre-ouvertures et bourrer d'iodoforme.

L'amputation primitive est indiquée quand la peau est détruite sur une large étendue (plus du 1/3 de la circonférence du membre), quand les gros vaisseaux sont blessés, quand les muscles sont écrasés dans une étendue notable, quand le fracas osseux est considérable et ne permettrait pas de conserver un membre utile, et enfin quand la septicémie est tellement grave, qu'elle menace la vie du patient. En aucun cas, on n'opérera un malade algide, on attendra qu'il se soit réchauffé, au besoin on le soutiendra par l'injection intra-veineuse de sérum physiologique (voir *Transfusion*).

L'amputation secondaire est indiquée quand la septicémie est très grave, quand on reconnaît que le membre n'est capable de rendre aucun service, quand des hémorragies secondaires compromettent la vie du malade.

Fractures compliquées du crâne.

Toute fracture du crâne avec plaie des téguments doit être considérée comme infectée à cause de la malpropreté habituelle du cuir chevelu.

Il faut d'abord raser toute la tête, puis savonner soigneusement tout le cuir chevelu, et le passer à l'éther, alcool et sublimé.

On fait sur le foyer de fracture une incision linéaire, en U, en +, etc., pour l'exposer largement et le désinfecter.

Les os sont mis à nu, et s'il existe des esquilles détachées, un enfoncement net, il faut trépaner pour enlever les fragments ; ceux-ci peuvent en effet comprimer ou blesser le cerveau. La trépanation est encore utile pour désinfecter le foyer de fracture constamment infecté par les cheveux du patient.

En cas de simple fissure osseuse, on trépanera

encore pour éviter les dangers des fractures esquilleuses de la table interne qui blessent souvent le cerveau.

Du reste, une simple fissure suffit à conduire les germes jusqu'à la dure-mère, et à produire soit une grave suppuration extra-dure-mérienne, soit même un abcès du cerveau.

La trépanation est encore indiquée lorsqu'il s'agit d'un coup de feu tangentiel avec intégrité de la table externe.

En effet, Sédillot, Wiesmann ont montré que ces plaies tangentielles pouvaient s'accompagner de fracture de la table interne, l'externe étant intacte.

En cas de coup de feu pénétrant du crâne, nous n'hésitons pas à conseiller l'incision du trajet et sa désinfection, car l'infection est toujours possible par les cheveux. On agrandira en même temps l'orifice osseux pour parfaire la désinfection, supprimer les esquilles qui peuvent se nécroser, s'infecter ou blesser le cerveau.

Ajoutons qu'il est possible de rencontrer parfois la balle entre la dure-mère et le crâne, et qu'il est toujours avantageux de supprimer un projectile qui peut, à un moment donné, provoquer une suppuration des plus redoutables.

Opération de l'empyème.

La pleurotomie est une opération sérieuse que seuls les chirurgiens ont le droit de faire, parce qu'elle nécessite des habitudes antiseptiques minutieuses, que les médecins ne peuvent posséder à un degré suffisant.

Nous conseillons d'opérer à la cocaïne à 1 ou 2 0/0 plutôt qu'au chloroforme qui épuise les malades affaiblis.

L'incision se fait sur et parallèlement à la huitième ou neuvième côte, son milieu correspondant à l'angle de l'omoplate.

On commence par planter le trocart dans l'espace intercostal pour s'assurer de la présence du pus, puis on pratique l'incision sur la côte inférieure.

Il est indispensable de prendre toutes les précautions antiseptiques pour les mains, le champ opératoire, les instruments, les sutures, ligatures, etc.

On a besoin des instruments suivants : bistouri pointu, bistouri boutonné, sonde cannelée, 12 pinces hémostatiques, pinces à disséquer, aiguilles à suture, costotome et rugine courbe. On aura préparé le laveur de Tarnier, et de l'eau bouillie pour les lavages pleuraux.

L'incision mesure 8 à 10 centimètres; elle est menée à fond jusqu'à la côte, dont on dénude le bord supérieur.

L'espace intercostal est ponctionné au bistouri immédiatement au-dessus de la côte inférieure, afin d'éviter les vaisseaux intercostaux, l'incision est agrandie avec le bistouri boutonné, et on laisse écouler le pus.

La plèvre est lavée à l'eau stérilisée tiède, jusqu'à ce qu'elle ressorte claire.

Chez les enfants, chez les malades qui ont les espaces intercostaux étroits, il est nécessaire de réséquer une côte pour faciliter le passage de deux gros drains.

Ceux-ci sont placés debout dans la plèvre, ils mesurent de 6 à 8 centimètres de longueur; ils sont arrêtés avec une épingle anglaise.

Comme pansement, gaze aseptique, ouate, bandage de corps avec bretelles.

Les pansements sont renouvelés lorsqu'il y a douleur ou fièvre ou quand la ouate est traversée. En dehors de ces conditions, ils peuvent rester en place de 6 à 8 jours.

Les tubes sont enlevés et remplacés à chaque pansement. On les supprime définitivement quand l'écoulement se réduit à quelques gouttes de liquide.

Les lavages de la plèvre entravent la guérison en refoulant le poumon et en altérant les éléments anatomiques; on ne doit pas laver la plèvre à chaque pansement, sauf s'il y a fièvre, douleur, écoulement abondant ou fétide, ou chargé de fausses membranes, d'hydatides, de débris sphacélés.

Transfusion de sérum artificiel.

La transfusion du sang humain est une opération délicate, complexe, dangereuse pour le malade et pour celui qui offre son sang.

Elle n'est pas sensiblement plus efficace que l'injection intra-veineuse de sérum artificiel, c'est pourquoi nous préférons de beaucoup ce dernier procédé.

Le sérum artificiel est composé de 6 grammes de chlorure de sodium pour un litre d'eau; le tout stérilisé à l'autoclave.

Comme instrumentation, il suffit d'une petite canule en cuivre, comme celles qui servent aux injections anatomiques, et d'une seringue stérilisable (seringue de Félizet), ou du laveur Tarnier; à la rigueur, on peut se servir d'un simple entonnoir en verre, auquel on adapte un tube de caoutchouc; le tout bien stérilisé.

La veine à injecter est soit la saphène, soit une veine du pli du coude; on la fait saillir par une ligature peu serrée, comme pour la saignée. Après avoir désinfecté la peau du patient (savon, éther, alcool, sublimé) et placé autour du champ opératoire des compresses antiseptiques, la veine est dénudée, isolée, et l'on passe dessous deux fils, l'un qui servira à fixer la canule, l'autre à lier le bout inférieur. On incise la veine, on introduit la canule dont le diamètre mesure environ 1 ou 2 millimètres, et on la lie avec l'un des fils; le bout inférieur est lié avec l'autre fil pour empêcher l'hémorragie par la périphérie.

On adapte à la canule l'embout de la seringue de Félizet; si on se sert d'un laveur Tarnier ou d'un entonnoir, il suffit de lier le caoutchouc sur la canule à injection.

Le liquide est introduit très lentement; on peut aller jusqu'à 1.500 grammes, quand une hémorragie grave a compromis la vie du malade.

On enlève enfin la canule et les fils, et on place sur la plaie un pansement antiseptique.

Technique des ponctions.

Une ponction est une opération au même titre qu'une incision, elle comporte les mêmes dangers et réclame les mêmes précautions.

Le chirurgien devra désinfecter ses mains comme il a été dit plus haut: il nettoiera le champ opératoire au savon, éther, alcool et sublimé; il entourera la région de compresses stérilisées.

On peut pratiquer les ponctions avec la seringue de Pravaz ; nous renvoyons, pour les précautions à prendre, à la technique des injections hypodermiques. On emploie encore les trocarts à main, l'appareil de Potain ou celui de Dieulafoy, ou enfin celui de Debove.

La ponction avec les appareils aspirateurs a eu une belle période à l'époque où l'on croyait aux dangers de l'air ; actuellement on a tendance à renoncer à ces instruments compliqués et coûteux, et à employer de plus en plus les trocarts à main entièrement métalliques.

Il est cependant des cas où l'aspiration est avantageuse : par exemple, lorsqu'on opère de grosses salpingites qu'on redoute de crever dans le péritoine, il est bon de les ponctionner avec un appareil aspirateur, car un trocart à main laisserait couler le pus dans le péritoine.

Nous dirons à ce propos que l'appareil de Potain, avec ses tubulures et sa pompe à double effet, est bien compliqué et expose à des méprises.

Le Dieulafoy est commode pour les petites collections, mais devient peu pratique pour les grandes ; il est de plus difficile à désinfecter.

Debove a fait construire un aspirateur très simple composé d'une aiguille creuse en platine iridié (1), montée sur une sonde en caoutchouc rouge, qui s'adapte à un bouchon à deux tubulures, lequel s'applique sur une bouteille quelconque ; une seringue aspirante sert à faire le vide dans cet appareil très simple qui n'a pas un seul robinet.

On peut enfin pratiquer l'aspiration très simple-

____

(1) Ces aiguilles peuvent être portées au rouge sans que la pointe se détrempe.

ment avec une aiguille creuse de Dieulafoy adaptée à l'extrémité d'un tube de caoutchouc; à l'extrémité opposée on introduit la canule d'une seringue aseptique comme celle de Félizet, et l'on fait ainsi le vide très simplement.

Il est entendu que les trocarts et les aiguilles seront flambés, les tubulures et le caoutchouc passés à l'eau bouillante. La seringue aspirante sera manœuvrée par un aide.

Quand la ponction doit être suivie d'une injection, nous conseillons d'improviser l'appareil suivant, qui se compose d'un entonnoir en verre muni d'un tube de caoutchouc qu'on adapte à l'aiguille creuse; cet appareil se stérilise très facilement par ébullition.

On peut encore se servir de l'injecteur de Tarnier muni d'une canule pointue, ou de la seringue de Félizet préalablement sterilisée.

Antisepsie des injections hypodermiques.

Les injections hypodermiques doivent être faites avec beaucoup de précautions pour éviter les abcès, érysipèles, etc.; on évitera de se servir pour les injections des seringues qui ont servi pour des ponctions d'abcès.

On choisit comme siège des piqûres la région externe de la cuisse, la peau du ventre, la région des fesses ou du dos. L'opérateur commence par laver soigneusement ses mains au savon, puis au sublimé; il fait la toilette de la peau du malade au savon, à la brosse et au sublimé.

On désinfecte alors un verre à liqueur à l'acide

nitrique, puis à l'eau bouillie pour chasser l'excès d'acide, et on y verse une solution stérilisée et fraîche de morphine, ergotine, etc.

La seringue à injections doit être complètement stérilisable par ébullition; on n'a que l'embarras du choix entre les modèles de Straus, Roux, Malassez, Félizet et Debove. La seringue, après ébullition, sera refroidie dans l'eau bouillie ; on la chargera du liquide à injecter, on y adaptera l'aiguille qu'on flambera à la lampe à alcool, et on chassera l'air contenu dans la seringue. L'aiguille doit être re-froidie avant d'être introduite sous la peau.

On fait de préférence l'injection dans l'épaisseur des masses musculaires où elle est moins doulou-reuse; à cet effet, tendant la peau avec deux doigts de la main gauche, on ponctionne la peau perpendi-culairement, on pénètre d'un coup sec dans les parties molles, de toute la longueur de l'aiguille. L'injection doit être poussée avec lenteur; autrement elle serait extrêmement douloureuse. L'aiguille est retirée brusquement, la peau séchée avec de la ouate hydrophile, et la piqûre obturée avec quelques gouttes de collodion.

Ces précautions paraîtront excessives à beaucoup de personnes, nous maintenons leur nécessité; un chirurgien consciencieux doit faire une injection de teinture d'iode dans un corps thyroïde, une ponction exploratrice dans un abcès ou dans la plèvre avec toutes les précautions que nous venons de signaler. Il est regrettable qu'on ne puisse imposer cette pratique aux personnes qui gardent et veillent habituellement les malades.

CHAPITRE III

Opérations gynécologiques. Accouchement.

Curage de l'utérus.

L'avant-veille de l'opération, la malade est amenée sur la table au spéculum où on lui fait un savonnage de la région vulvaire ; on savonne aussi le vagin avec des tampons de ouate hydrophile, montés sur pince et imprégnés de savon (1). On lave ensuite vulve et vagin au formol. Deux valves vaginales mettent en évidence le col utérin qu'on tire en bas avec une pince érigne. Après avoir introduit l'hystéromètre pour se rendre compte de la direction et du calibre de la cavité utérine, on y introduit une laminaire (conservée dans l'éther iodoformé à 10 0/0), aussi grosse que possible, puis on tamponne le vagin à la gaze dermatolée.

On a souvent de la peine à maintenir les laminaires dans l'utérus ; dans certains cas elles sont chassées comme un noyau de cerise, d'autres fois elles disparaissent dans la profondeur de l'utérus ; il peut en résulter une perforation de l'utérus par

(1) Il serait préférable de frotter le vagin avec une brosse, mais cela n'est possible que dans le sommeil anesthésique.

l'extrémité supérieure de la laminaire quand son extrémité inférieure a trouvé un point d'appui résistant.

Pour remédier à cet inconvénient, on peut, à l'exemple de Lefour, traverser les lèvres du col avec le fil qui termine les laminaires, le nouer lâchement. L'un de nous a fait construire une aiguille à courte courbure pour exécuter cette manœuvre avec facilité.

Cette précaution n'est pas toujours indispensable, mais il est des cas où elle rend les plus grands services.

La veille de l'opération, on retire la première laminaire et on en met une autre plus grosse.

Le curage proprement dit s'effectue après une toilette plus complète encore de la vulve et du vagin, sous chloroforme.

Les poils vulvaires sont coupés courts avec des ciseaux, on savonne et brosse vigoureusement, non seulement la vulve, mais encore le vagin. La toilette est terminée après l'irrigation au formol et l'application de compresses aseptiques sur les côtés de la vulve.

Après avoir placé deux valves, abaissé le col avec une érigne et enlevé la laminaire, on complète la dilatation de l'utérus avec les bougies de Hégar.

En fait de curettes, nous préférons celles de Sims ou de Doléris avec lesquelles une perforation est à peu près impossible; certaines petites curettes de Récamier, étroites et pointues, perforent l'utérus aussi facilement qu'un stylet. Nous ne voyons non plus aucun avantage aux curettes mousses, ni aux curettes irrigatrices qui sont plutôt une complication.

La curette est introduite jusqu'au fond de l'utérus dont on racle la muqueuse du haut en bas, vigoureusement, jusqu'à ce qu'on perçoive le bruit de l'instrument sur le muscle utérin (cri utérin).

Ce travail doit se faire en trois temps.

Dans un premier temps, on gratte la muqueuse du corps seulement; dans un second temps, celle du col; dans un troisième, on cure la portion vaginale du col. Voici la raison de cette précaution.

Lorsqu'on veut curer à grands coups toute la hauteur de la cavité utérine, il arrive presque constamment que l'orifice interne du col se contracte et fait obstacle au passage de la curette. Il résulte de cette complication qu'on croit souvent être à l'orifice cervical interne alors qu'on est au fond, et inversement. Si la seconde erreur a peu d'inconvénients, il n'en est pas de même de la première, car elle conduit à perforer l'utérus en voulant forcer ce qu'on croit être l'orifice interne.

Après le curage, nous cautérisons avec un tampon de ouate monté sur pince, imbibé de chlorure de zinc au 1/10.

On tamponne ensuite la cavité utérine avec une petite mèche de gaze; bourrage iodoformé du vagin.

On enlève le pansement au bout de 3 à 4 jours, et, à partir de ce moment, la malade se fait tous les matins une injection d'eau bouillie avec une canule et un appareil propres. Il est bon, pour compléter la guérison, de faire pendant un mois, une fois par semaine, une injection intra-utérine de teinture d'iode dédoublée, ou de chlorure de zinc à 5 pour 100.

Pour éviter le retour de la métrite, ou recommandera à la malade de faire des injections chaudes chaque jour avec de l'eau bouillie et un appareil très propre.

Périnéorraphie.

Déchirure compliquée du périnée.

Quand la déchirure intéresse la partie inférieure du rectum, il est indispensable d'antiseptiser cet organe avant d'opérer. A cet effet, on fera pendant huit jours, matin et soir, une injection rectale à l'eau boriquée avec une sonde de Budin.

La malade sera purgée deux fois de suite, l'avant-veille (2 verres d'eau de Sedlitz), et la veille de l'opération (1 verre d'eau de Sedlitz). La veille aussi, on ne donnera d'autre nourriture que du lait.

Le matin de l'opération, la malade prendra un lavement évacuant, suivi d'un lavage antiseptique.

Voilà pour le côté rectum.

L'antisepsie des voies génitales sera assurée par les mêmes précautions que celles prescrites pour le curage utérin.

L'acte opératoire sera précédé de la toilette vulvo-vaginale et d'un lavage rectal.

Nous conseillons de faire le curage utérin immédiatement avant la périnéorraphie pour antiseptiser complètement les voies génitales.

On procède alors à l'opération qu'on exécute d'après les tracés d'Emmet, de Tait ou de Simpson.

Quel que soit le procédé employé, il est indispensable de faire trois ordres de sutures : 1° *des sutures rectales* sur deux étages, l'un muco-muqueux, l'autre séro-séreux, adossant largement la surface extérieure des deux lèvres rectales qu'on aura pris la précaution de dénuder largement (la soie fine est préférable pour ces sutures intestinales); 2° *des su-*

tures périnéales; celles-ci sont de deux ordres, les unes profondes au fil d'argent, les autres superficielles au crin de Florence ; 3° *des sutures vaginales*, qui seront faites au catgut, les autres fils étant très difficiles à enlever sans compromettre la réunion.

Comme pansement, il suffit d'une mèche de gaze dermatolée dans le vagin. La plaie cutanée est lavée au formol chaque fois que la malade urine et saupoudrée ensuite de dermatol.

La gaze vaginale est enlevée au bout de 4 ou 8 jours ; et à partir de ce moment on pratique chaque jour des injections vaginales au sublimé ou à l'eau bouillie ; ces injections seront froides afin de raffermir les tissus.

Quant à la question des selles, le plus simple est de purger chaque jour la patiente à partir du 4e jour avec un verre à Bordeaux d'eau de Sedlitz, ou une cuillerée à café de Sedlitz Chanteaud.

On obtiendra des selles aseptiques par le régime lacté exclusif et les cachets de benzo-naphtol continués pendant une dizaine de jours.

Les fils sont enlevés au 10e ou 15e jour, puis les malades prennent des injections froides d'eau de feuilles de noyer qui raffermissent les chairs.

Les malades ne se lèveront pas avant un mois pour ne pas distendre leur cicatrice ; elles éviteront pendant le mois suivant tout effort qui pourrait distendre le périnée.

Hystérectomie vaginale.

Plusieurs jours avant l'opération on fera chaque matin des lavages vaginaux au sublimé et un tamponnement iodoformé.

S'il s'agit d'un carcinome exubérant du col, il est avantageux d'abraser largement le champignon cancéreux avec des ciseaux quelques jours avant l'hystérectomie, afin d'éviter l'inoculation du champ opératoire par les produits septiques et cancéreux. On fera en même temps le curage utérin afin d'antiseptiser la cavité utérine.

On prendra cette même précaution pour les pyosalpinx et pour les fibromes dont la cavité utérine n'est pas oblitérée par des tumeurs plus ou moins saillantes; dans cette dernière hypothèse, on se contenterait d'une injection à la teinture d'iode avec la seringue de Braun.

L'hystérectomie est précédée du rasage de la vulve et de la désinfection de la région vulvo-vaginale (voir *Curage de l'utérus*).

L'opération s'exécute de la manière suivante : on place deux écarteurs dans le vagin, on saisit le col utérin avec une ou deux fortes érignes et on l'abaisse. On incise circulairement le vagin sur le col, on met quelques pinces pour l'hémostase sur la tranche vaginale et avec l'index on décolle largement les faces antérieure et postérieure de l'utérus. On a ensuite le choix entre plusieurs techniques ; en effet, on peut :

1º Sectionner les ligaments larges par petits coups et pincer ensuite les artères qui donnent : ce procédé que nous recommandons donne beaucoup de sécurité pour l'hémostase.

2º On peut aussi pincer préventivement les ligaments et les couper ensuite au ras de l'utérus.

3º On peut encore faire l'ablation totale de l'utérus d'un seul morceau; ce qui n'est possible que quand il est petit et qu'il descend facilement.

4° En cas contraire, il est bon de faire le morcellement de l'utérus (Péan); on sectionne le col des deux côtés, et on ampute successivement les deux segments ainsi isolés.

5° Lorsque l'utérus est volumineux, bourré de fibromes, Péan recommande l'évidement central par énucléation et morcellement des fibromes.

6° Enfin Quénu a recommandé la section médiane de l'utérus pour en faciliter la descente. Cette manœuvre est excellente pour les cas d'utérus haut fixés et difficilement abaissables.

7° Le procédé de Doyen est particulièrement recommandable lorsque l'utérus n'est pas trop fixé, il consiste à fendre verticalement la paroi antérieure du col utérin et de prolonger cette incision sur le corps.

Au fur et à mesure qu'on prolonge l'incision, on saisit les deux lèvres de section avec des pinces érignes qu'on place ainsi de plus en plus haut.

Enfin le fond de l'utérus finit par être attiré dans le vagin. Il ne reste plus qu'à sectionner les ligaments et à les lier ou les pincer.

Lorsque l'utérus ne peut descendre, il convient de recourir au morcellement de Péan.

Dans les hystérectomies pour pyo-salpinx, on doit s'attendre à l'inondation du champ opératoire par le pus salpingien. Pour éviter cette complication, nous recommandons de ponctionner les poches avec le grand trocart droit de Chassaignac et de les laver jusqu'à ce que le liquide sorte clair.

Si une poche méconnue ou non ponctionnée se crève dans le péritoine, on a le choix entre les grands lavages, qui ont l'inconvénient de diffuser le pus, et l'essuyage avec des éponges, qui n'expose pas aux mêmes dangers.

Les pinces sont laissées à demeure pendant 48 heures; cette méthode est préférable aux ligatures qui sont souvent difficiles ou impossibles à placer, et qui en outre glissent quelquefois parce qu'elles sont appliquées sur de gros pédicules en éventail.

Le pansement consiste en mèches de gaze qu'on place dans le vagin. Il est bon de mettre une sonde à demeure pour éviter que l'urine ne souille le pansement.

Après 48 heures, on enlève les pinces et on retire le pansement. Il serait dangereux de faire des injections; mieux vaut écouvillonner le vagin avec des tampons humides et montés sur pinces.

Incision ou ponction vaginale des pyosalpinx.

L'ouverture par le vagin des pyosalpinx est particulièrement indiquée pour les collections volumineuses, bas situées, s'accompagnant de fièvre.

Les collections haut situées ou peu volumineuses sont au contraire justiciables de la laparotomie.

L'hystérectomie paraît perdre de plus en plus de terrain, et nous considérons qu'elle est appelée à disparaître, du moins comme méthode de choix.

L'ouverture par le vagin s'exécute ou bien par une incision couche par couche jusqu'à l'abcès qu'on perfore avec des ciseaux pointus; ou bien avec le trocart spécial cannelé de Laroyenne; avec cet instrument on ponctionne d'abord l'abcès; quand on a reconnu la présence du pus, on retire la lame du trocart et, avec un bistouri introduit dans la can-

nelure de la chemise du trocart, on débride largement la poche. On fait ensuite l'hémostase avec une
éponge vraie qu'on introduit bien serrée dans l'incision. J'ai adopté, en la modifiant, la méthode de
Laroyenne.

Voici la technique que j'emploie. Après désinfec-

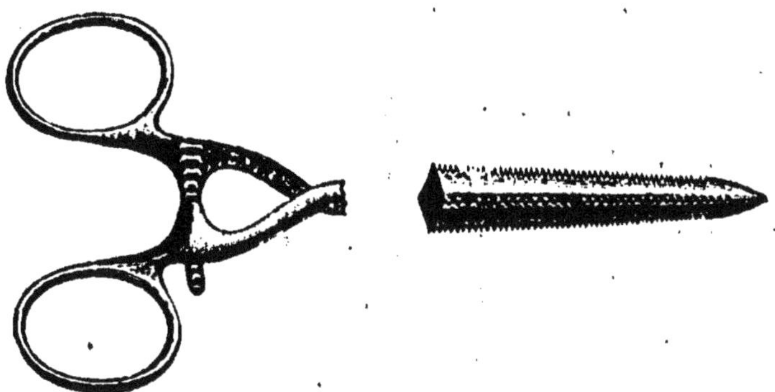

Fig. 26. — Pince trocart de Chaput.

tion du vagin et exploration des organes pelviens
sous chloroforme, je fais presser sur le bas-ventre
par la main d'un aide. L'index gauche étant introduit dans le vagin et servant de guide, je ponctionne l'abcès avec une grande pince pointue spéciale (pince-trocart de Chaput) ; j'écarte légèrement
les branches de la pince et le pus s'échappe largement. Je dilate ensuite fortement l'orifice, en écar-
tant fortement les mors de la pince, puis je nettoie
l'abcès avec des éponges montées.

Je faisalors l'hémostase, à l'exemple de Laroyenne,
avec une grosse éponge vraie, introduite de vive
force dans le trajet.

Au bout de 48 heures, je supprime l'éponge et je
la remplace par un tube à ailette de Chaput, qui
reste en place, grâce à sa forme spéciale.

Tous les jours on fait des injections vaginales autour du tube ; on le supprime quand la suppuration est minime et quand le trajet ne mesure plus que 3 à 4 centimètres.

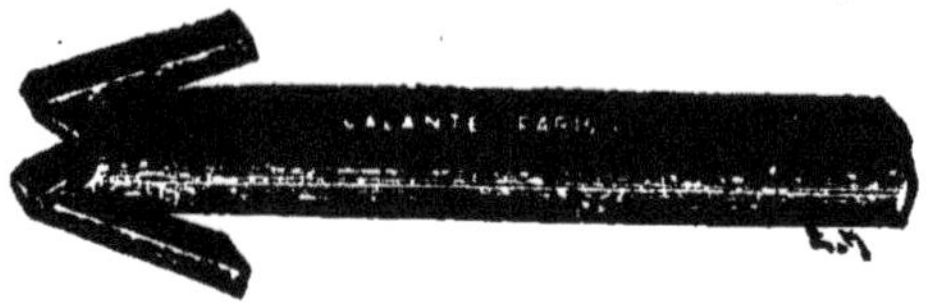

Fig. 27. — Tube à ailettes de Chaput.

J'ai employé ce procédé 40 fois sans avoir à déplorer un seul cas de mort ni une récidive.

Antisepsie de la grossesse.

Dans la seconde moitié de la grossesse, la femme enceinte doit prendre de grands bains savonneux pour désinfecter tout le tégument externe. Pendant le dernier mois elle fera chaque matin un savonnage soigneux de la région vulvaire et elle prendra une injection au formol.

Le médecin ne pratiquera le toucher vaginal qu'après s'être désinfecté les mains chirurgicalement (curage des ongles, savonnage et brossage, lavage à l'alcool et au sublimé) ; la vulve sera savonnée et le vagin injecté au sublimé.

Le doigt sera graissé avec de l'huile ou de la vaseline sublimée, autoclavée récemment et non débouchée depuis.

S'il existe des lésions inflammatoires des voies génito-urinaires, on doit les attaquer afin d'éviter des complications septiques après l'accouchement.

On traitera la vaginite par les injections répétées

au coaltar (une cuillerée à bouche pour un litre);
l'urétrite sera soignée par des lavages au permanganate à 2/1000, la cystite par des lavages au nitrate
d'argent ou au permanganate.

S'il existe de la bartholinite suppurée, il est indispensable de faire l'ablation totale de la glande
malade sous chloroforme, pour éviter toute chance
d'infection. On attendra les derniers mois de la
grossesse pour cette opération afin qu'en cas d'accouchement prématuré, l'enfant soit viable.

Dans les cas de métrite cervicale purulente, certains auteurs ont conseillé le curage cervical ou
l'amputation du col; nous pensons que ces opérations exposent trop à l'avortement ou à l'accouchement prématuré; nous conseillons seulement les
attouchements locaux avec les antiseptiques forts
(teinture d'iode, chlorure de zinc au 1/10).

Pendant le dernier mois, il est bon de laver
chaque jour les bouts de sein à l'alcool afin de leur
donner de la tonicité; si les bouts ne sont pas formés, on fera chaque jour des succions avec une téterelle spéciale et on les malaxera avec les doigts pour
les allonger.

Antisepsie de l'accouchement.

L'accoucheur doit avoir les manches retroussées
jusqu'au coude et faire la désinfection chirurgicale
de ses mains et avant-bras jusqu'à la saignée des
bras.

Les instruments qui peuvent devenir nécessaires,
bistouri, aiguilles, pinces à disséquer, ciseaux,
forceps, seront stérilisés à l'étuve sèche ou flambés

à l'alcool et baigneront dans de l'eau phéniquée faible. Comme injecteur on emploiera le laveur de Tarnier, dont le récipient sera passé à l'étuve sèche. Le caoutchouc sera bouilli pendant une demi-heure.

On savonnera la vulve soigneusement; le vagin sera frictionné avec des tampons de ouate stérilisée imprégnés de savon et montés sur pinces.

On fera suivre le savonnage d'une irrigation de formol à 1 p. 1000; on renouvellera ces injections toutes les quatre heures jusqu'à ce que l'accouchement ait lieu.

Avant que la dilatation soit achevée, on donnera un lavement évacuant pour éviter la sortie intempestive des matières; aussitôt que les matières se sont écoulées, on essuie l'anus d'avant en arrière avec de la ouate stérilisée, et on l'irrigue largement au sublimé.

Lorsque la dilatation est achevée, on lubrifie le vagin et la vulve avec de la vaseline au sublimé autoclavée.

Aussitôt que l'enfant est sorti, on fait encore une injection dans le vagin; on en fait une nouvelle aussitôt après l'expulsion du délivre.

Les injections intra-utérines sont formellement contre-indiquées après l'accouchement normal (dangers d'intoxication, entrée du liquide et de l'air dans les sinus).

On change alors les alèses, et on place sur la vulve une compresse de gaz stérilisée, imbibée de sublimé faible qu'on renouvelle après chaque miction.

Les soins consécutifs sont très simples; on maintient en permanence sur la vulve une plaque de ouate stérilisée. Chaque jour, on badigeonnera la vulve et le vagin avec un tampon monté sur pince imbibé de formol à 1 pour 1000. Les précautions que nous venons de dire seront continués pendant trois semaines au moins.

Complications de l'accouchement.

Déchirure du périnée.

Il est indispensable de supprimer la plaie périnéale qui est difficile à maintenir aseptique et sert de porte d'entrée à l'infection. Nous déconseillons les serre-fines qui réunissent mal, provoquent des douleurs, s'entourent de caillots qui se putréfient vite.

Nous préférons la suture au catgut qu'on fera sans chloroforme pour les déchirures simples, avec chloroforme pour les cas compliqués.

On se servira, pour les petites déchirures, des aiguilles d'Hagedorn et, pour les grandes, de l'aiguille d'Emmet. Comme pansement, rien autre que les compresses vulvaires et le saupoudrage d'iodoforme.

Hémorragies utérines.

Les hémorragies qui suivent l'accouchement réclament l'introduction dans l'utérus de la main bien désinfectée de l'accoucheur, à travers une vulve et un vagin également bien antiseptisés. — Il est bon de faire suivre cette manœuvre d'un tamponnement antiseptique à la gaze aseptique.

Septicémie consécutive.

La fièvre de lait n'existe pas, l'accouchemen normal est apyrétique dans ses suites ; donc, si l'accouchée présente de la fièvre, on doit d'abord songer à la septicémie.

La constipation, l'insomnie, peuvent donner une fièvre passagère, mais qui tombe après un lavement ou quelques heures de sommeil.

La septicémie se manifeste par des frissons, l'altération des traits, la langue sèche et un écoulement purulent et fétide par le vagin; parfois des hémorragies utérines septicémiques viennent compliquer encore la situation. — Il arrive aussi que le péritoine se prend, que des abcès se développent autour de l'utérus, parfois même à distance (infection purulente).

Lorsqu'on constate des symptômes de septicémie et qu'il est resté dans l'utérus des débris de placenta ou de membranes, il est indispensable d'endormir la malade, de dilater rapidement le col, puis, avec une large curette mousse, de racler la face interne de l'utérus pour en enlever les fragments putréfiés. On termine par un écouvillonnage au sublimé faible, puis on tamponne la cavité utérine à la gaze aseptique.

On procédera de la même manière si la septicémie s'accompagne d'un écoulement abondant et fétide, ou d'hémorragies secondaires.

Les jours suivants, si la température est redescendue à la normale, on enlève la mèche; on fait une injection vaginale au formol, puis on reprend les précautions prescrites pour les accouchées normales.

Si la température reste élevée, on fera des lavages répétés intra-utérins avec la sonde de Budin, avec de l'eau bouillie, ou même de l'irrigation continue, qu'on suspendra la nuit pour permettre à la malade de se reposer. — Le procédé le plus simple pour organiser l'irrigation continue consiste à employer un grand flacon muni d'une ouverture à sa partie inférieure. On adapte à cet orifice un bouchon de caoutchouc perforé d'un trou livrant passage à un tube de verre.

A ce tube de verre fait suite un tuyau de caoutchouc mis en communication à son extrémité inférieure avec une sonde de Budin (introduite dans l'utérus et retenue par deux fils attachés à un bandage de corps).

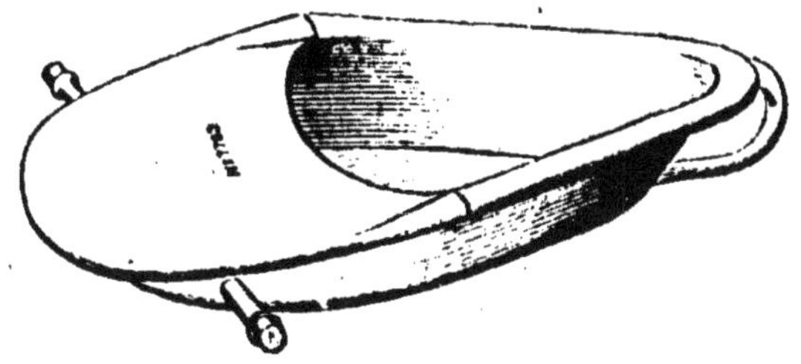

Fig. 28. — Bassin plat.

. Pour éviter que la malade ne soit mouillée, on la placera sur un bassin plat en forme de pelle (fig. 28) (1) sur lequel on peut rester longtemps sans fatigue. Toutes les heures on donnera à la patiente quelques minutes de repos.

Dans certains cas très graves de septicémie, il n'y a ni rétention, ni putréfaction, ni caillots, ni écoulement de pus, ni hémorragies. Ces cas très malins défient le plus souvent toutes les tentatives chirurgicales et paraissent céder de temps en temps aussi bien aux injections intra-utérines qu'au curage. On pourra donc se contenter des injections, surtout en

(1) Le bassin est muni d'une tubulure à laquelle on adapte un tube de caoutchouc qui conduit le liquide jusque dans un seau placé à terre.

ville, parce qu'elles engagent moins la responsabilité de l'accoucheur.

D'autant plus qu'on peut se demander si le curage en ouvrant les vaisseaux n'active pas l'infection dans une certaine mesure. En tout cas, la question n'est pas encore tranchée, et chacun a le droit, jusqu'à plus ample informé, de choisir entre les deux méthodes, selon ses préférences personnelles.

Aux manœuvres locales on joindra les injections de sérum antistreptococcique de Marmorek, et les injections intra-veineuses de sérum artificiel (NaCl) à 7 p. 1000.

Abcès du sein.

La thérapeutique des abcès chauds ayant été développée page 126, nous nous contenterons de quelques conseils relatifs à la prophylaxie.

Les malades qui ont des gerçures ou des excoriations doivent cesser de nourrir si ces lésions sont très douloureuses.

En cas contraire, elles continueront à allaiter, mais prendront soin de se savonner le mamelon, puis de le laver à l'eau bouillie avant et après chaque tétée. Dans l'intervalle, elles placeront sur le mamelon un carré de gaz aseptique et un peu de ouate hydrophile.

Avant chaque tétée, on lavera la bouche de l'enfant avec un fragment de ouate monté sur pince, imbibée d'eau bouillie.

Si les gerçures ne guérissent pas en quelques jours, l'allaitement sera supprimé.

Lorsque l'avortement est suivi d'accidents fébriles, de lochies fétides, d'hémorragies, avec ou sans rétention du placenta, il est indispensable de faire la dilatation, le curage et le tamponnement salolé de la cavité utérine.

Conduite à tenir dans l'avortement.

Lorsque l'avortement est fatal et compliqué de rétention de l'œuf, du placenta ou des membranes, et que la fièvre manque, la plupart des vieux accoucheurs concluent à la non-intervention.

Ils ont tort, à notre avis, et nous approuvons la pratique préconisée par Doléris, qui consiste à extraire le placenta d'autorité dès qu'il est définitivement retenu.

En effet, l'expectation peut à la rigueur permettre la guérison, mais elle offre de grandes chances de septicémie: or rien de plus difficile que de combattre la septicémie développée; au contraire, le curage est absolument innocent et, fait proprement, il rend les accidents septiques absolument impossibles.

Nous allons même plus loin, et nous préconisons le curage systématique après tous les cas d'avortement. En effet, il est impossible de savoir si des membranes ou des caillots n'ont pas été retenus: dans ce cas, le curage est très utile; en cas contraire, il est seulement inutile et toujours absolument innocent. Le curage se fait d'ailleurs facilement sans anesthésie. On se servira d'une curette mousse après avoir dilaté avec des bougies de Hégar.

Soins à donner à l'enfant.

Cordon.

Nous conseillons de panser le cordon avec de la gaze aseptique du dermatol et la ouate hydrophile stérilisée; en effet, la gaze iodoformée est toxique et les pansements humides ne sont pas aussi antiseptiques que les pansements secs.

Après la chute du cordon, on maintiendra encore le même pansement pendant quelques jours sur la plaie granuleuse.

Ophtalmie.

Pour éviter l'ophtalmie purulente des nouveaunés, il faut leur faire une grande irrigation sous les paupières à l'eau bouillie, puis leur injecter quelques gouttes d'une solution de nitrate d'argent au 1/200 (méthode de Crédé). Valude conseille, pour remplacer le nitrate d'argent, l'insufflation sous les paupières d'iodoforme finement pulvérisé.

Mammite des nouveau-nés.

On se gardera de comprimer la glande entre les doigts. On savonnera la région, on la lavera à l'eau bouillie et on fera un pansement sec aseptique qu'on renouvellera tous les jours.

CHAPITRE IV

Opérations sur les voies urinaires.

Urétrotomie interne.

L'infection urineuse est le principal danger de l'urétrotomie interne : c'est une complication des plus graves, qui peut tuer les malades en quelques heures. On ne devra négliger aucune précaution pour empêcher son développement. Elle résulte de l'introduction dans l'organisme de l'urine infectée par des germes qui ne sont point constamment les mêmes : bactérium coli, staphylocoques, etc.

Pour exécuter l'urétrotomie interne, il est indiqué de faire la toilette du gland et la désinfection de l'urètre (lavages au permanganate ou au nitrate d'argent au 1/1000); malheureusement, il n'est guère possible, sauf le cas de boutonnière hypogastrique, de désinfecter la partie de l'urètre située en arrière du rétrécissement; on ne désinfectera donc le plus souvent que la partie antérieure du canal.

Nous n'insisterons pas sur la désinfection des mains et des instruments qui sont de notion courante.

Pour l'exécution de l'opération, nous suivrons la technique de Guyon : on introduira d'abord dans l'urètre la bougie conductrice de Maisonneuve stérilisée par la chaleur.

Pour s'assurer qu'elle joue bien, on visse sur la bougie conductrice un long mandrin droit qu'on enfonce jusqu'au sphincter urétral environ. Le mandrin est alors retiré, dévissé et on visse à sa place le conducteur de Maisonneuve qui est introduit jusque dans la vessie en refoulant devant lui la bougie qui le guide.

Faisant fixer la verge par un aide, le chirurgien introduit dans la rainure du conducteur la lame moyenne de l'urétrotome qu'on fera glisser jusqu'au rétrécissement ; arrivé à cet obstacle, on le franchira en poussant vivement la lame coupante jusqu'au fond de la rainure. Sans changer d'attitude, on retire aussitôt la lame de l'urétrotome, puis on enlève le conducteur.

Avec une sonde à bout coupé, on fait un nouveau lavage antiseptique de l'urètre dans toute sa longueur.

Il est inutile de laisser une sonde à demeure si les urines ne sont pas infectées ; en cas contraire, on en placera une de petit calibre (n° 16) et à bout coupé.

La sonde à demeure doit être changée quand elle commence à s'altérer ; pour faciliter ce changement, on emploiera la bougie de Maisonneuve et le long mandrin droit sur lesquels on glissera la sonde nouvelle après avoir retiré l'ancienne.

Si, malgré ces précautions, la fièvre urineuse survenait, on n'aurait d'autre ressource que la boutonnière hypogastrique.

Taille hypogastrique.

Le gland étant savonné, puis lavé au sublimé, on lave l'urètre au permanganate avec une seringue de

Félizet (stérilisée) ou de Guyon, dont la canule est introduite dans l'urètre, à plein canal.

Une grosse sonde à robinet est introduite dans la vessie pour permettre le lavage de cet organe.

La vessie étant vidée, le ballon de Petersen est introduit vide dans le rectum, puis rempli de liquide jusqu'à ce que la seringue donne au chirurgien la sensation de tension. C'est alors seulement qu'on distend la vessie avec de l'eau bouillie. Avant de faire cette dernière injection, la verge est entourée d'un tube de caoutchouc qu'on serre et qu'on arrête par une pince. Le liquide est injecté jusqu'à sensation de tension.

Après la toilette chirurgicale de la région hypogastrique, la peau est incisée (incision médiane, incision transversale, incision courbe à concavité supérieure).

La vessie est dénudée largement avec les doigts, puis saisie à sa partie la plus élevée avec une petite pince érigne pour qu'elle ne se rétracte pas trop après l'ouverture de l'organe.

L'incision vésicale est faite sur la ligne médiane. Le liquide s'écoule, et on retire la sonde à robinet.

Le doigt d'un aide recourbé en crochet est engagé dans la vessie et soulève l'angle supérieur de la plaie vésicale.

L'acte opératoire terminé (extraction d'un calcul ou ablation d'un néoplasme), on procède à la suture vésicale.

Nous conseillons trois plans de suture comme pour l'intestin :

1° Le premier plan perforant à points séparés traverse toutes les tuniques, très près du bord de chaque lèvre; cette suture est unissante, hémostatique et réunit chaque tunique bord à bord.

2° A un centimètre de cette première rangée, on en fait deux autres séro-séreuses, à points séparés avec des aiguilles à sutures intestinales et non pas avec de grosses aiguilles de Reverdin, comme il est fait trop souvent.

Il faut éviter de laver la plaie à l'eau phéniquée forte; le drainage est inutile en général, sauf le cas d'urine infectée ayant pu contaminer les tissus; auquel cas le lavage à l'eau phéniquée forte, suivi d'un drainage à la gaze iodoformée, serait des plus utiles.

Souvent le malade urine seul; en cas contraire, on peut le sonder plusieurs fois par jour ou lui mettre à demeure la sonde de Pezzer ou celle de Malécot.

CHAPITRE V

Opérations sur l'intestin.

On trouvera page 60 les renseignements relatifs à l'antisepsie intestinale et au régime à suivre avant et après les opérations.

Résection de l'intestin.

PREMIER TEMPS. *Section entre deux ligatures.* — Au dessus et au-dessous de l'anse à supprimer, on place deux ligatures assez rapprochées, entre lesquelles on coupe l'intestin dans toute sa largeur. On désinfecte aussitôt les moignons à l'eau phéniquée forte.

DEUXIÈME TEMPS. *Section du mésentère.* — Le mésentère est réséqué en forme de triangle ayant pour base l'anse malade, et dont la hauteur varie entre cinq et dix centimètres. La section est faite à petits coups de ciseaux, les vaisseaux sont placés au fur et à mesure en attendant qu'on les lie.

TROISIÈME TEMPS. *Désinfection des deux bouts.* — Les matières sont refoulées par pression des doigts jusqu'à une distance de quinze centimètres sur chaque bout d'intestin et on place en ce point une pince à crémaillère qui comprime l'intestin.

Les ligatures terminales sont alors enlevées, la cavité des deux bouts est désinfectée, avec de petites éponges montées sur pinces, imbibées d'eau phéniquée forte.

On procède alors soit à la suture des deux bouts, soit à l'établissement de l'anus contre nature.

Généralités sur les sutures intestinales.

Si l'on veut éviter l'infection des sutures intestinales et la péritonite qui en est la conséquence, il est indispensable d'exécuter des sutures qui ne perforent pas la muqueuse. Le point séro-séreux de Lembert qui ne pénètre que dans la musculeuse est donc la meilleure suture à ce point de vue spécial.

Un second détail intéressant, c'est la nécessité de faire des adossements larges; il faut que les parties suturées soient en contact sur une largeur de 1 centimètre ou 1 centimètre et demi.

Mais ce contact ne doit pas être seulement intentionnel, mais réel. Expliquons-nous : supposons qu'avec l'aiguille à suture nous chargions 1 centimètre de tissu; lorsqu'on aura noué le fil, ce centimètre se réduira à deux ou trois millimètres, au maximum, de contact réel. Il en résulte que, pour obtenir le centimètre de contact réel, il est indispensable d'employer non pas un seul étage de suture, mais deux étages séparés l'un de l'autre par un espace de 8 à 10 millimètres. Grâce à l'espace intermédiaire et aux 2 ou 3 millimètres fournis par chaque suture, nous aurons ainsi 1 centimètre et demi de contact réel, qui nous aura demandé à peu près deux centimètres de tissus.

La rangée extérieure de sutures doit être séro-séreuse, cela va de soi ; mais la rangée interne devra être perforante, séro-muqueuse, et cela pour plusieurs raisons : 1° cette première rangée servira à l'hémostase des tuniques divisées, dont l'hémorragie peut faire mourir le malade ; 2° la suture comprenant la muqueuse est indispensable dans la suture circulaire par exemple, afin que l'orifice soit bordé de muqueuse comme les orifices naturels et non exposé au rétrécissement comme les ouvertures non ourlées.

Cette rangée perforante interne traversera toute l'épaisseur des tuniques, perpendiculairement, et très près de la tranche ; on les rapprochera suffisamment pour que toute hémorragie soit supprimée.

On ne se contentera pas d'un seul étage séro-séreux ; parce que l'étage muqueux est en principe infecté par l'intestin ; l'infection pouvant facilement gagner le second plan de suture, celui-ci ne constituerait plus une barrière suffisante (contact linéaire, passage des germes dans l'intervalle des points de suture). D'autre part cette barrière peut manquer par places au contact de points ayant coupé les tissus. On aura donc beaucoup plus de garanties avec la suture à trois étages (1 séro-muqueux et 2 séro-séreux).

Pour faciliter l'adhésion des surfaces et éviter l'infection de la suture, on badigeonnera la séreuse avec la solution phéniquée à 5 % et on la saupoudrera d'iodoforme finement pulvérisé.

Les précautions que nous venons d'indiquer ne sont pas encore suffisantes, il faut, en outre, que l'intestin ne soit pas rétréci du fait des sutures. Or, que voyons-nous dans la suture circulaire? Si nous supposons sur un intestin de 3 centimètres de diamètre un adossement de 1 centimètre et demi aux deux extrémités de ce même diamètre, il ne restera plus de lumière pour la circulation des matières; d'autant plus que la muqueuse se congestionne et constitue à elle seule un bouchon volumineux.

On pensera donc à cette cause d'échec et on n'emploiera que des procédés qui évitent tout rétrécissement du calibre normal.

Après l'opération, on évitera soigneusement les contractions intestinales que provoquent l'ingestion des aliments solides abondants; ces contractions tiraillent les sutures, leur font couper les tissus et compromettent ainsi la guérison. C'est pourquoi nous avons prescrit un régime alimentaire exclusivement liquide et peu abondant.

L'opium agit dans le même sens en immobilisant l'intestin.

Les efforts sont généralement proscrits, parce qu'ils augmentent la tension intra-intestinale.

Le ballonnement qui distend les sutures sera combattu par une alimentation convenable; s'il survenait sous l'influence de l'opium, on s'empresserait de le supprimer et d'administrer un lavement évacuant.

Senn a conseillé de renforcer les sutures par des greffes épiploïques et l'un de nous a fait avec succès des greffes de gaze iodoformée, mais l'expérimentation sur le chien lui a démontré que ces barrières n'évitaient jamais l'infection quand on n'avait fait qu'un plan de suture, tandis qu'avec trois plans, même sans greffes, l'infection n'a jamais lieu; les greffes paraissant inutiles quand on a employé une bonne technique, c'est donc à cette dernière qu'on devra s'en tenir.

Bouilly a conseillé d'établir une fistule de sûreté

sur le trajet d'une suture circulaire pour prévenir la désunion possible. Cette précaution n'a pas empêché quelques malades de mourir de péritonite tandis qu'un grand nombre d'autres ont guéri avec des sutures hermétiques que nous conseillons de préférence.

Quant à la fixation à la paroi de l'anse suturée (après suture circulaire), nous devons dire qu'exécutée avec des fils elle ne donne aucune garantie. Si, au contraire, on passait au-dessous de la suture une bande de gaze sur laquelle l'intestin serait comme suspendu, on aurait de grandes garanties pour éviter l'écoulement des matières dans le péritoine ; disons toutefois que cette méthode ne saurait convenir indistinctement à toutes les opérations sur l'intestin.

Suture circulaire avec fente (1).

Pour éviter le rétrécissement que provoque la suture circulaire classique, l'un de nous a imaginé de faire sur les deux bouts une fente qui agrandit considérablement le calibre.

Voici la description de l'opération :

Les deux orifices intestinaux étant mis en regard présentent chacun deux demi-circonférences ou lèvres, l'une antérieure, l'autre postérieure.

Sur la lèvre postérieure, à 15 millimètres des bords, on commence une première rangée de sutures séro-séreuses dont on noue les fils vers la lumière de l'intestin ; puis, sur la même lèvre on exécute la ran-

(1) Voir CHAPUT. *Technique et indications des opérations sur l'intestin, l'estomac et les voies biliaires.* Paris, 1892.

gée des sutures séro-muqueuses, nouées de même.

Avant d'exécuter les sutures de la demi-circonférence antérieure, on fait sur les deux bouts, avec des ciseaux, une fente de 2 à 3 centimètres, située à égale distance des bords convexe et mésentérique.

Cette fente donne deux lambeaux pointus qu'on arrondit en excisant leur sommet ; les deux fentes réunies prennent ainsi une forme losangique.

On procède alors aux sutures séro-muqueuses qu'on exécute en réunissant l'un à l'autre les bords contigus du losange. Par-dessus cette première rangée, on en exécute une seconde séro-séreuse à 1 centimètre en dehors de la première. On ajoute enfin un troisième étage séro-séreux.

Plaies de l'intestin par coup de feu.

Lorsque le diagnostic de plaie pénétrante est douteux, il est indiqué d'explorer la plaie avec une sonde cannelée stérilisée, et des mains propres, après avoir désinfecté tout le champ opératoire. Si cette recherche est infructueuse, on pourra inciser jusqu'au péritoine pour assurer le diagnostic.

Nous repoussons absolument le procédé d'insufflation d'hydrogène par le rectum, recommandé par Senn, car l'expérience ne réussit qu'en employant des tensions dangereuses pour l'intestin sain et encore plus dangereuses s'il y a plaie incomplète de cet organe.

Lorsque le diagnostic est établi, on fait une incision médiane pour mieux explorer tout l'abdomen.

Si le péritoine renferme une grande quantité de sang, il faut faire une incision énorme (du pubis à la xiphoïde), faire la compression digitale de l'aorte, puis sortir tout le paquet intestinal sur de grandes serviettes stérilisées et chaudes.

Rien de plus facile dans ces conditions que d'explorer tout le mésentère.

Après avoir arrêté l'hémorragie, on dévide l'intestin méthodiquement depuis le cæcum jusqu'au duodénum. On reconnaît les perforations, et on les traite en conséquence.

Avant de rentrer l'intestin, il est inutile et nuisible de l'irriguer à l'eau bouillie; le péritoine est essuyé avec des éponges sèches, enfin on réduit et on suture.

Lorsqu'il n'y a pas d'hémorragies, il est préférable de dévider l'intestin par une petite incision.

On prend la première anse qui se présente, et on passe au-dessous d'elle, à travers le mésentère, une sonde cannelée qu'on pose à cheval sur l'incision abdominale.

On dévide ensuite toute la partie d'intestin située au-dessus de la sonde, puis la portion située au-dessous de la sonde, jusqu'à ce qu'on arrive au cæcum ou au duodénum. Chemin faisant, les perforations sont oblitérées momentanément avec de petites pinces en cœur à crémaillères pour ne pas écraser les tissus; ces pinces sont confiées à l'aide direct.

Après avoir fait l'obturation provisoire des perforations, on essuie le péritoine avec des éponges sèches, puis on procède au traitement des perforations.

Plusieurs cas peuvent se présenter.

1ᵉʳ CAS. — **Petite plaie tangentielle unique sur le bord convexe.**

Il suffit de deux étages de sutures séro-séreuses.

2ᵉ CAS. — **Large plaie tangentielle unique sur le bord convexe.**

Il est impossible de suturer à deux étages sans rétrécir considérablement l'intestin. On pourrait, il est vrai, faire une résection suivie d'entérorraphie, mais cette opération est longue, et, d'autre part, on ne peut répéter cette opération plusieurs fois de suite sur un même malade, en cas de plaies multiples. L'un de nous (1) a imaginé le procédé de la greffe intestinale qui permet de fermer la perforation par une suture à deux étages sans rétrécir l'intestin. Ce procédé consiste à oblitérer la perforation en se servant d'une anse saine comme d'une pièce qu'on mettrait à un trou d'habit.

On fait décrire à l'intestin blessé une anse, de manière à mettre en regard de la perforation une portion saine de la même anse, sans toutefois produire de coudure brusque.

Ceci fait, l'anse saine est réunie à l'anse blessée par deux étages de sutures qui sont placées d'abord en arrière de la perforation, puis en haut, en bas et enfin en avant.

La perforation est alors parfaitement oblitérée et le rétrécissement est nul.

3ᵉ CAS. — **Double perforation éloignée du bord mésentérique.**

Si les deux plaies sont très rapprochées, on excisera le pont qui les sépare et on se comportera comme pour une large plaie tangentielle.

(1) CHAPUT. *Technique et Indications des opérations sur l'intestin.* Paris, 1892.

Si les deux perforations sont éloignées, mais petites, on oblitérera l'une par suture directe, et l'autre par la greffe intestinale.

Si les deux perforations sont larges, on fera décrire à l'anse blessée une courbure en *S* italique et on oblitérera chacune des deux perforations avec la portion d'anse saine adjacente (double greffe intestinale).

4° CAS. — **Perforation au voisinage du mésentère.**

Plaie unique large. — On l'oblitérera par la greffe intestinale; si la plaie est très rapprochée du mésentère, on prendra celui-ci dans les sutures postérieures au lieu de prendre l'intestin.

Deux plaies larges. — On fera la double greffe en prenant pour chacune le mésentère dans les sutures postérieures. On peut aussi faire la résection totale.

Plaie unique large, désinsérant le mésentère. — On fera soit la résection suivie de suture, soit la double greffe pour arriver à fermer complètement toute la circonférence de la perforation.

5° CAS. — **Plaies du gros intestin.**

En cas de plaie large, on l'oblitérera en greffant l'anse grêle la plus voisine.

CHAPITRE VI

Chirurgie de guerre.

Quelques courtes considérations sur l'antisepsie en chirurgie de guerre.

L'antisepsie, en chirurgie de guerre, doit être faite d'une manière pratique, économique et peu encombrante; c'est à ce point de vue seulement que nous allons développer quelques courtes considérations.

Substances antiseptiques.

Il faut avant tout ne pas s'encombrer de substances lourdes et embarrassantes, comme l'acide borique, l'acide phénique, dont il faut de 30 à 50 grammes par litre sans compter le dissolvant, alcool ou glycérine. Aussi limiterions-nous notre choix au dermatol et au formol qui est parfaitement soluble dans l'eau, et très antiseptique à la dose de 1 gramme par litre.

Le chlorure de zinc au 1/10 et la teinture d'iode pure sont indiqués aussi pour les plaies infectées.

Nous rangerons au nombre des antiseptiques le savon et les brosses à ongle, dont on devrait assurer un approvisionnement suffisant.

Mentionnons aussi les antiseptiques indirects, comme l'éther et l'alcool (1), qui servent surtout à dégraisser la peau, et à flamber les instruments.

Pour nettoyer et désinfecter les cuvettes et autres récipients utilisés pour les opérations, on les lavera avec quelques grammes d'alcool qu'on enflammera ensuite. Quant à la verrerie, le moyen le plus pratique consiste à la laver à l'eau bouillante.

Comme objets de pansement, on se contentera de gaze aseptique.

On a encore besoin pour les pansements de substances absorbantes comme la ouate hydrophile, la ouate de tourbe ou de bois; l'étoupe antiseptique, le jute, etc. Nous préférons de beaucoup la ouate hydrophile qui est plus maniable, se déchire moins, et surtout qui peut remplacer les éponges, sous forme de tampons imbibés de formol.

En fait de bandes, celles de toile sont préférables : elles servent aussi bien à fixer un pansement qu'à immobiliser une fracture; les bandes de gaze ne sont pas propres à ce dernier usage.

L'idée du paquet de pansement, proposé par Esmarch, a été adoptée par la plupart des armées européennes.

Nous avons eu entre les mains le dernier modèle de ce paquet fabriqué par M. Froger.

Il se compose :

1° D'un fragment d'étoupe au sublimé entouré de gaze, représentant un carré de 8 à 9 centimètres de côté et une épaisseur de 1 à 2 centimètres;

2° D'une compresse carrée de gaze antiseptique qui, dépliée, mesure 40 centimètres de côté;

(1) Pour éviter qu'on ne boive l'alcool, il suffirait de le dénaturer par l'addition de chlorure de calcium.

3° D'une bande de gaze de 5 mètres ;

4° De deux épingles anglaises ;

5° D'une toile imperméable de 30 centimètres sur 15 centimètres ;

6° D'une enveloppe en même tissu imperméable ;

7° Une seconde enveloppe extérieure en toile. Sur les deux enveloppes on trouve écrit le mode d'emploi du pansement.

Le tout constitue un paquet mesurant 12 centimètres sur 10 de large et 3 centimètres d'épaisseur qu'on peut coudre sous la doublure de la capote.

Évidemment on ne peut faire avec ces matériaux un pansement durable et sérieux. Quelle semonce recevrait un externe faisant sur une fracture compliquée un pansement aussi microscopique ; tel qu'il est, cependant, le paquet rendra de grands services ; les malades restent souvent pendant plusieurs heures sur le champ de bataille avant d'être transportés à l'ambulance ; pendant ce temps la plaie s'infecte, et tel malade meurt de septicémie qui n'avait qu'un séton insignifiant. Grâce au paquet de pansement, la plaie sera protégée jusqu'au transport à l'ambulance où l'on fera par-dessus le premier pansement un large enveloppement ouaté protecteur. D'ailleurs, en cas de besoin, il serait facile d'employer deux ou trois paquets pour le pansement d'une large plaie.

Signalons un desideratum important du paquet de pansement : le plus souvent le membre est largement souillé de sang ; comment enlever ce milieu de culture ? On n'a pas d'eau propre ni de liquide antiseptique sous la main et l'on n'a d'autres ressources que d'essuyer le sang avec un fragment d'habit, ou de placer le pansement sans avoir enlevé ce sang qui ne manquera pas de se putréfier et d'infecter la plaie. Nous serions d'avis que les médecins chargés des pansements emportassent avec eux un flacon d'alcool de 2 à 300 grammes, dont ils se serviraient pour laver les alentours de la plaie; un fragment de l'étoupe du paquet de pansement leur servirait d'éponge.

Le rôle des chirurgiens à l'ambulance doit être, à notre avis, de faire surtout des pansements bien enveloppants pour les plaies larges ou très saignantes, et de compléter d'une manière satisfaisante l'immobilisation des membres fracturés. Quant aux opérations à faire à l'ambulance, on devrait se limiter à celles qui ne peuvent attendre, comme ligature des grosses artères blessées et amputation des membres broyés ou presque détachés.

Instrumentation.

Il est absolument indispensable que tous les instruments soient entièrement métalliques afin de supporter l'ébullition et le flambage. Nous avons constaté récemment avec regret que bon nombre des instruments des ambulances avaient encore des manches en bois; c'est une grosse lacune à combler.

Il faut aussi de grandes boîtes métalliques à couvercle mobile et sans compartiments, qui puissent servir de plateaux pendant les opérations. En temps ordinaire, on y renfermera les instruments usuels.

Relativement à la stérilisation en temps de guerre, nous n'hésitons pas à préconiser pour les instruments tranchants les lavages au chloroforme, et pour les instruments non tranchants, soit l'ébullition, soit le flambage en masse qui consiste à verser quelques grammes d'alcool au fond des plateaux métalliques et à l'enflammer; on refroidit ensuite à l'eau bouillie froide.

Nous recommandons encore l'aiguille de Lamblin de préférence à celle de Reverdin; cette dernière est difficile à désinfecter à cause de ses rainures et se détraque facilement. Les aiguilles de Lamblin, droites et courbes, seront conservées dans des boîtes métalliques spéciales qui protègeront leur pointe (Voir plus haut).

Récipients. — On utilisera comme récipients les cuvettes, soupières, bols, assiettes qu'on trouvera dans les habitations. Pour les nettoyer convenablement, rien ne vaut le flambage à l'alcool, mais la chaleur fait souvent casser la faïence.

Des cuvettes en fer émaillé devraient figurer dans le matériel chirurgical.

Chirurgiens et aides.

Pour les pansements et les opérations, le chirurgien et ses aides doivent revêtir une blouse à larges manches qui protège les vêtements et permet d'avoir les bras nus jusqu'au coude.

Il serait urgent d'ajouter à l'arsenal au moins trois blouses par médecin et autant pour les infirmiers de visite.

On devrait également assurer un approvisionnement convenable de savon et de brosses à ongles; ces dernières seraient conservées dans des flacons d'alcool.

Les mains des opérateurs et des aides seront désinfectées au savon et à la brosse, puis à l'éther, alcool et formol; on désinfectera de la même façon la peau des malades.

A l'ambulance, on ne voit jamais que des plaies fraîches; il n'en est pas de même à l'hôpital de campagne et dans les services de l'arrière. Ici nous croyons essentiel de recommander aux chirurgiens de ne pas se souiller les mains au contact des plaies infectées.

Le meilleur moyen serait que le chef de l'ambulance désignât un ou plusieurs médecins pour ne s'occuper que des infectés avec défense de panser les autres malades.

Matériel chirurgical.

En fait d'éponges, on fait le choix entre les vraies éponges, les éponges de gaze stérilisée et les tampons de ouate hydrophile imbibée de sublimé.

Nous repoussons les vraies éponges parce qu'elles coûtent très cher, parce qu'elles sont d'une préparation longue et difficile et qu'elles ne peuvent être conservées longtemps aseptiques que dans l'eau phéniquée à 5 °/₀ : il en résulte un poids considérable et très gênant.

Les tampons de ouate hydrophile, préparés immédiatement et imbibés de sublimé, sont très commodes et parfaitement suffisants pour la chirurgie des membres.

Pour les opérations sur l'abdomen, nous demanderions des éponges de gaze, préparées comme il a été dit plus haut, et contenues à sec dans de grands bocaux, le tout stérilisé successivement à l'autoclave, puis à l'étuve sèche.

Nous demandons que les drains, catguts, soient

livrés dans des tubes ou flacons remplis de liquide antiseptique et stérilisés à l'autoclave. Les flacons seront protégés par des étuis en carton, bois ou métal. La soie est inutile en chirurgie de guerre ; on peut tout faire avec le catgut.

Il faudrait plusieurs types de catgut : gros catgut pour pédicules abdominaux, — catgut moyen, — catgut fin, — catgut n° 0 et 00. Chaque flacon ne doit contenir qu'une bobine de catgut ; sans cela on risque de souiller plusieurs bobines, quand on n'en a besoin que d'une.

Les sondes et bougies en gomme devraient être également conservées à l'état aseptique dans de grands tubes portés à 140° dans l'étuve sèche pendant 3/4 d'heure ou 1 heure.

Nous considérerons seulement quelques cas particuliers, plus spécialement délicats à soigner.

De la conduite à tenir en cas de guerre pour certains traumatismes.

Fracture de jambe.

En cas de *fracture de jambe*, il est bien difficile d'appliquer convenablement un appareil de Scultet sur le champ de bataille ; on n'a ni eau propre ni liquide antiseptique pour mouiller les bandelettes et il est difficile, le malade étant à terre, de poser un appareil bien correct.

Le point important sera de faire un pansement assez large en utilisant plusieurs paquets de pansements qu'on trouvera facilement sur les soldats indemnes. On appliquera par-dessus quelques attelles pour immobiliser.

Lorsque le malade est arrivé à l'ambulance, on peut faire deux choses :

1° Traiter le cas rationnellement, c'est-à-dire endormir le malade, savonner, raser le membre, inciser la peau, enlever les esquilles et les corps étrangers, laver la plaie, drainer les parties anfractueuses, et faire au besoin la suture osseuse. Cette pratique demande des soins minutieux, un temps considérable, et on n'a guère le loisir d'agir ainsi ; il est préférable de se rabattre sur la pratique suivante :

2° Sans endormir le malade, on enlèvera le premier pansement et on fera la toilette antiseptique des alentours de la plaie (savonnage, brossage, éther, alcool, formol).

La plaie proprement dite sera inspectée et on appliquera un large pansement antiseptique ; par-dessus on appliquera un bon pansement ouaté très serré, renforcé par deux attelles de bois latérales. Ainsi immobilisé, le malade peut attendre huit jours le second pansement et il peut sans inconvénients être transporté au loin par quelque procédé que ce soit.

Dans cette seconde hypothèse, le malade est évacué sur l'hôpital de campagne où l'on procède au traitement rationnel de la fracture : incision et désinfection du foyer sous chloroforme. Pour plus de renseignements, nous renvoyons au traitement des fractures compliquées, page 139.

Fracture de cuisse.

Sur le champ de bataille, il est à peu près impossible de réduire et d'immobiliser convenablement une fracture de cuisse. On se contentera donc d'un pansement antiseptique provisoire sur les plaies cutanées.

A l'ambulance, on refera le pansement d'une manière plus antiseptique, et l'on s'ingéniera à immobiliser les fragments.

Le procédé le meilleur, qui permettrait le transport du malade dans de bonnes conditions, serait de placer le malade dans une gouttière de Bonnet et de faire des tractions continues au moyen d'un tube de caoutchouc fixé à la jambe par un étrier de diachylon. On pourrait encore appliquer sous chloroforme une gouttière plâtrée.

On peut aussi coucher le malade sur une porte bien rembourrée et lui appliquer l'extension continue au caoutchouc dont nous parlions plus haut, la contre-extension s'exerçant par le poids du corps.

Plaies pénétrantes de l'abdomen.

Il est impossible de faire à l'ambulance la laparotomie pour les plaies d'intestin.

Peut-être cependant pourrait-on faire une fois par hasard une laparotomie dans des conditions à peu près satisfaisantes. Disons donc que d'une manière générale on renoncera à la laparotomie antiseptique aux ambulances.

La conduite à tenir en présence des plaies de l'abdomen doit être la suivante : appliquer sur le champ de bataille le paquet de pansement sur la plaie et bander fortement le ventre avec une ceinture de flanelle; prescrire l'immobilité et défendre de boire.

A l'ambulance, laver antiseptiquement la peau de

l'abdomen, appliquer sur le ventre une couche de ouate et un bandage de corps, faire boire au malade de 20 à 30 gouttes de laudanum et le transporter au plus vite avec le moins de secousses possible à l'hôpital de campagne où l'on procédera à la laparotomie antiseptique. (Voir pour plus de détails le traitement des plaies de l'abdomen, page 178.)

TABLE DES MATIÈRES

———

PREMIÈRE PARTIE

Généralités sur l'antisepsie

CHAPITRE PREMIER

CHAPITRE II

CHAPITRE III

CHAPITRE IV

CHAPITRE V

CHAPITRE VI

CHAPITRE VII

CHAPITRE VIII

CHAPITRE IX

CHAPITRE X

DEUXIÈME PARTIE

Des opérations antiseptiques

CHAPITRE PREMIER

CHAPITRE II

CHAPITRE III

CHAPITRE IV

CHAPITRE V

CHAPITRE VI

PARIS. — IMPRIMERIE F. LEVÉ, RUE CASSETTE, 17

12 octobre 84